Sie sollten es wissen

und übrigens:
Die Klapse hat ein Schlupfloch!

Lebendige menschliche Intelligenz schuf dieses Werk

Dieses Buch erzählt von einer seelischen Erkrankung und gibt die subjektive Wahrnehmung der Autorin wider. Die Inhalte wurden von der Autorin sorgfältig erarbeitet und vom Verlag geprüft, dennoch kann keine Garantie auf Richtigkeit, Vollständigkeit oder den inhaltlichen Teil übernommen werden. Eine Haftung der Verfasserin bzw. des Verlags und deren Beauftragten für Personen-, Sach- und Vermögensschäden ist ausgeschlossen. Personen, E-Mails und Institutionen wurden zur Wahrung der Persönlichkeitsrechte verändert. Nahrungsmittelergänzung und Medikamente sind durch Kreativnamen ersetzt worden. Falls sensible Themen (wie zum Beispiel: Depression, Trauma und Suizid ...) Ihnen derzeit nicht gut tun, lesen Sie dieses Buch nicht weiter oder zu einem späteren Zeitpunkt. Bitte beachten Sie, dass dieses Buch ausschließlich zur Information dient und keinerlei Maßnahme für eine Selbstdiagnose, Therapie oder eine Behandlung durch einen Arzt ersetzt, falls Sie unter psychischen Erkrankungen leiden. Leseempfehlung ab 18 Jahren.

Der Titelschutz ist für diese Publikation
im deutschsprachigen Buchhandel sowie
bei der österreichischen und deutschen
Nationalbibliothek verzeichnet.

1. Auflage

office@featherworks.at · www.featherworks.at

Sie sollten es wissen
und übrigens: Die Klapse hat ein Schlupfloch!
Autorin: Rosa Männlein
Gestaltung, Layout, Satz: Judith Heimhilcher
Lektorat: Rebekka Haindl
Druck & Bindung: Prime Rate Kft.
Printed in Hungary

ISBN 978–3–904032–17–9

Sie sollten es wissen

und übrigens:

Die Klapse hat ein Schlupfloch!

Featherworks

»Wissen Sie, wann ein Täubchen am besten schmecken soll?
Es ist der Moment, genau 30 Minuten,
bevor das Täubchen zu seinem ersten Flug aufbricht.
Dann soll man es schlachten. Aber niemand weiß,
wann dieser Zeitpunkt gekommen ist.
Auch das kleine Täubchen nicht …
Niemand kann in die Zukunft schauen.
Woher soll ich dann wissen, wann es bei mir so weit ist?
Ich habe darüber schon oft nachgedacht,
aber ich finde die Antwort nicht.
Wie soll ich dann mein Versprechen halten
und mich vorher bei Ihnen melden,
bevor es zu spät ist?«

38 Etappen, die mein Leben prägen

1

Ich soll eine neue Fertigkeit erlernen, einen Besuch der Gegenwart. Diese nennt sich offiziell: Hier-und-Jetzt–Ich-Übung. Ich habe einen stimmigeren Namen erfunden: Ich-bin-Jetzt-Hier-Übung.

Zuhause wende ich sie an: Ich frage mich gedanklich als Erstes, wo ich bin. Meine Antwort: Ich liege in meinem Bett im Schlafzimmer.

Meine Psychologin Frau Laser aus der Tagesklinik brachte sie mir bei. Ich erhielt in der Klinik im Sommer 2020 für zwölf Wochen ein DBT-Training (Dialektisch-Behaviorale-Therapie) zur Behandlung von Borderline. Meine Erkrankung zeigt sich nicht durch Eigen- oder Fremdverletzung. Mir körperlich Schmerzen zuzufügen, hätte womöglich Entzündungen zur Folge. Davor habe ich Angst. Ich schädige mich auf eine andere Weise.

Nun zur zweiten Frage. Sie lautet, woran ich erkenne, dass ich mich an diesem Ort befinde. Ja, was soll ich darauf antworten? Vor zehn Minuten bin ich in mein Schlafzimmer gegangen und habe mich ins Bett gelegt. Ich weiß, dass es meins ist, weil ich das Bettzeug kenne und ich meine bequeme Latexmatratze unterm Rücken spüre. Mein ergonomisch geformtes, sich selbst in den Urzustand zurückversetzendes Kissen umschließt meinen Kopf. Ich denke, das ist Beweis genug.

Weiter geht's: Was sehe ich? Nichts. Es ist finster. Wie soll ich nach dem Schema von Frau Laser fünf Dinge aufzählen, die ich im Raum erkenne? Dann nehme ich halt meinen Hörsinn, der funktioniert einwandfrei in der Dunkelheit. Ich höre rhythmisches Ticken. Das ist bestimmt die Wanduhr in der Küche. Da ist noch ein Geräusch. Es klingt, als grabe mein Kater im Katzenklo. Hoffentlich kein großes Geschäft und wenn, soll er es gründlich einbuddeln. Komischerweise wandern diese Gerüche zufällig immer in meine Nase – egal, wo ich mich in der Wohnung befinde. Ich frage mich, ob es in einem anderen Zimmer ebenso übel riechen würde, selbst wenn ich mich dort nicht aufhalte. Ich bin gerade nicht erpicht darauf, dieser Theorie nachzuschnüffeln.

Ich höre meinen Tinnitus. Es ist kein Piepen, eher ein helles Rauschen. Trotz der Ohrgeräusche sagte mein Ohrenarzt, ich hätte ein absolutes Gehör. Das liegt bestimmt daran, dass meine Sinne auf das Äußerste geschärft sind. Ich muss aufmerksam sein, um Bedrohungen rechtzeitig wahrzunehmen und reagieren zu können. Draußen lauert die Gefahr!

Mein Magen rumort. Ich habe heute zu wenig gegessen, weil ich keinen Appetit und Hunger verspüre. Da ist noch ein Geräusch, das in meine Ohren vordringt. Es hört sich an wie ... Igitt, igitt, bitte nicht! Das ist das Geräusch meines alten Katers. Der kotzt! O man ... Mir schießen Bilder durch den Kopf, wie ich die schleimige, glibberige und stinkende Masse mit einem Küchentuch aufwische. Dabei schlabbert fast der gesamte Glibber zurück und ich verliere ihn an den Eichendielenboden. Wie rohes Eiweiß, wenn sich das einmal in Bewegung setzt ... Ekelhaft! Diesmal kann ich nicht an meiner Vermeidungshaltung festhalten, weil auf Dielenboden eingetrockneter Mageninhalt, womöglich in Form einer halbverdauten Feldmaus, noch schwieriger zu entfernen ist. Ich stelle mich der Situation. Na gut, Licht an, orientieren. Hm?! Mein Kater liegt friedlich eingerollt auf meinem Bett. Er kann es nicht gewesen sein. Ich höre nach. Was klingt wie ein kotzender Kater? Aha, es sind die neu installierten Heizungsrohre. Jetzt kann ich dem Monteur das Geräusch exakt beschreiben. Er denkt bestimmt, ich habe sie nicht alle, wenn ich sage, dass sich unser Heizungsrohr im Schlafzimmer anhört wie ein kotzender Kater. Egal, ich interpretiere wieder.

Mein Diplom-Psychologe Herr Hoffmann, bei dem ich seit August 2018 in ambulanter Therapie bin, entgegnet mir, wenn ich anfange zu interpretieren: »Sie wissen doch gar nicht, was Ihr Gegenüber denkt. Können Sie Gedanken lesen?«

Nein, kann ich nicht. Er hat recht. Daher stelle ich mir vor, dass der Monteur denken könnte: *Meine Kundin hat Vergleiche auf Lager.*

Beeindruckend, mit welchen Geräuschen sie vertraut ist. Jetzt fühle ich mich besser.

Ich komme von meiner Übung ab. Wie viele Geräusche habe ich zusammen? Wanduhr, Tinnitus, Katzenklo, Magenrumoren und Heizungsrohr. Das sind fünf Geräusche. Ich nehme wahr, dass ich jetzt – hier – in der Gegenwart bin. Ich habe weder Gedanken an die Vergangenheit noch an die Zukunft. Zugegeben: Ich bin abgeschweift, aber zur Übung zurückgekehrt. Zum Abschluss folgt das Vorstellen eines Tieres. Die Psychologin gab mir eines vor. Es soll ein Krokodil sein. Der Sinn ist, dass ich mir bewusst mache, dass Bilder, die Angst erzeugen können, Erinnerungen sind, die belasten. Die praktizierte Gegenwartsübung hilft mir, mich aus den bedrückenden Gedanken herauszuholen. Sie realisieren mir einen Moment, der sicher, gewaltfrei, friedlich ist. Eine Zeit der Einfachheit, die mir Gelegenheit gibt, mein Gehirn von qualvollem Denken abzulenken. Je öfter es mir gelingt, mich in der Gegenwart aufzuhalten, desto besser werde ich zurechtkommen.

Einige tiefe Atemzüge lasse ich zum Abschluss durch meinen Körper wandern, um einzuschlafen. Ich stelle mir vor, wie ich beim Einatmen die Luft vom Scheitelpunkt meines Kopfes langsam durch den Körper strömen lasse. Beim Ausatmen schicke ich sie durch meine Fußsohlen aus meinem Körper hinaus. Ich atme tief und langsam durch die Fußsohlen ein. Die Luft strömt durch meinen Körper. Beim Ausatmen stelle ich mir vor, wie sie mich durch den Scheitel verlässt. Tief atme ich ein. Die Luft gelangt wieder über den Scheitel durch meinen Körper. Ich atme ruhig und langsam aus – die Luft geht hinaus durch meine Fußsohlen. Tief ein – Luft Fußsohlen – in den Körper – tiiiiiiief auuus …

2

Meine offiziellen Diagnosen:
- Schwere (manchmal mittelschwere) depressive Episode bei rezidivierend depressiver Störung
- Kombinierte und sonstige Persönlichkeitsstörungen (emotional instabil, dependent, ängstlich-vermeidend)
- Atypische Anorexia nervosa
- Somatisierungsstörung

Zusätzlich meine persönlichen Diagnosen:
- Abnormale Gestörtheit
- Einen an der Klatsche haben
- Nicht ganz richtig im Kopf sein

Was dazu führte? Das hat Potenzial für ein anderes Buch. Ich würde dort über mein Leben als Scheidungskind und Mobbingerfahrungen von der Grundschule bis ins Studium im Jahre 2012 hinein berichten. Erwähnen würde ich die traumatischen Erlebnisse, von drei Männern vergewaltigt zu werden, denen ich zu verschiedenen Lebensphasen begegnet bin. Dem sexuellen Missbrauch von weiteren drei Männern müsste ich Beachtung schenken. Die Erlebnisse mit meinem Sohn Fridolin würde ich intensiv schildern. Er zeigte mir durch die Art, wie er auf die Welt kam und sich entwickelte, dass er einen anderen Lebensweg für sich vorsah. Sein Pfad war nicht meiner, ich begleitete ihn trotzdem so lange, bis ich nicht mehr konnte. Ein Thema, das ich ausführlicher beschreiben würde, wäre die eigene Konfrontation mit ungestillten Bedürfnissen nach Empathie, Sicherheit, Orientierung, dem Aufgefangen- und Gehalten-Sein durch meinen Ehemann. Der Sehnsucht nach Trost und emotionalen Gesprächen in dieser Partnerschaft. Ich könnte Ihnen von der Abhängigkeit zu einem Mann berichten, dem ich mich unterwarf und mein Leben in seine Hände legte. Ich hätte mich von ihm töten lassen, wenn er gewollt hätte. Angeboten habe ich es ihm, weil ich die Machtspiele, die er ausübte, nicht aushielt.

In diesem Buch schreibe ich über andere Erlebnisse. Ich möchte Sie mitnehmen in einen Zeitabschnitt von November 2017 bis Dezember 2020.

In dieser Zeit war ich dem Tod so nah wie nie zuvor. Ich rutschte in Gefühlswelten ab, die ich nicht kannte. Meine Phasen der Verzweiflung, Hilflosigkeit, Hoffnungslosigkeit und des Verlassen-Seins waren grenzenlos. Ekel, Angst und Hass vor mir sowie tiefsitzende Scham waren über Monate meine engsten Begleiter, die ich nicht abzuschütteln vermochte. Und dann die Sache mit der Ablehnung vor dem Essen. Ich vergaß, wie und warum gegessen wurde. Mutlosigkeit und das Gefühl der Auslieferung ließen mich glauben, dass ich verhungern würde und es nicht verhindern konnte.

Ich möchte Ihnen, liebe Leser und Leserinnen, in diesem Buch erzählen, was mir widerfahren ist. Meine Beschreibungen können verstörend auf Sie wirken und bei Menschen, die Traumatisches erlebt haben, einen Flashback hervorrufen. Ich bitte Sie, dies zu bedenken und sich Hilfe zu suchen, wenn Sie merken, dass Sie Textpassagen meines Buches alleine nicht bewältigen können.

Die Ereignisse erzähle ich, wie ich sie persönlich empfunden habe. Ich möchte keine Ängste vor psychiatrischen Einrichtungen erzeugen, da die Schilderungen subjektiv sind. Den Personen in meinem Buch bin ich wirklich begegnet. Ich beschreibe mich authentisch. Zur Wahrung der Persönlichkeitsrechte habe ich die Namen geändert.

Um keine Belastungen in mein persönliches Umfeld zu bringen, entschied ich mich, meinen eigenen Namen ebenfalls zu ändern. Die veröffentlichten E-Mails und Briefe wurden tatsächlich geschrieben und versendet. Die Texte, die an mich verfasst wurden, habe ich sinngemäß wiedergegeben. Die Orte, die ich beschreibe, und die Gebäude, in denen die Handlungen geschahen, existieren. Ich bin nicht näher auf den Standort der Kliniken eingegangen, weil ich nicht denunzieren möchte. Das ist mir ein wichtiges Anliegen.

Wenn ich mit Gedanken belastet bin, die ich nicht verarbeitet bekomme oder Gefühle mich überfordern, dann schreibe ich. Ich nenne es »mich freischreiben«. Ich kann mich daran festhalten. Dieses Buch verfasse ich, um mich zu entlasten, um aufzuklären und zu informieren. Ich erzähle über die Bewältigung der Geschehnisse und beschreibe in Kliniken erlernte Übungen. Diese bringen mir heute Erleichterung und verschaffen mir Zeit.

Beim Schreiben erlebe ich die Gefühle und Bilder erneut. Sie kehren zurück, gleichzeitig waren sie nie weg.

Die Thematik eignet sich nicht für eine Gute-Nacht-Geschichte. Es ist meiner Wesensart geschuldet, dass meine Gedanken und Beschreibungen phasenweise ins Alberne, Humorvolle, Ironische und Schmunzelnde abdriften. Ich möchte sie mit Ihnen teilen, weil sie auflockern und erfrischen. Wenn mir diese Gabe nicht gegeben wäre, hätte ich vielleicht aus manch einer Situation nicht zurückgefunden.

3

Sicher bin ich hochsensibel auf die Welt gekommen. Diese Besonderheit ist im Laufe der Jahre intensiver geworden. Meine Sinne sind jederzeit scharf gestellt. Ich stelle mir vor, dass Antennen auf meinem Kopf wie Stahldrähte in sämtliche Richtungen zeigen. Es ist eine bildhafte Fantasie, keine wahnhafte Vorstellung! Sobald ein Geruch, ein Geschmack, ein Geräusch, ein Gefühl oder ein Bild zu meinem Gehirn vordringen, fangen meine Antennen an zu wackeln und sich auszurichten. Ich fühle den Gesichtsausdruck von Menschen, die sich hinter mir aufhalten, und nehme die Gedanken Fremder wahr. Ich rieche den Rauch eines Feuers in einem Fernsehbeitrag. Unangenehm ist es, wenn bei Tierfilmen ein Kadaver gezeigt wird und mir der Gestank von Aas in die Nase steigt.

Von meiner Grundschullehrerin war ich für die Realschule vorgesehen. Es gelang mir, die Erwachsenen zu überzeugen, dass ich das Lernpensum auf einem Gymnasium schaffe. Dort wurde ein Jahr zuvor meine Schwester eingeschult. Sie könnte mich beschützen. Nach der neunten Klasse verließ ich die Schule ohne Abschluss – ups – und begann eine Lehre zur Hauswirtschafterin. Anschließend arbeitete ich ein Jahr und bildete mich zur hauswirtschaftlichen Betriebsleiterin mit Ausbildereignung weiter. Die Bildungsjahre nutzte ich zu meiner Weiterentwicklung und hatte mit Zusatzunterricht am Ende zur bestandenen Prüfung meine Fachhochschulreife in der Tasche. Weitere Ausbildungen, Weiterbildungen und Fortbildungen schloss ich erfolgreich ab. Ich bin staatlich geprüfte Bürokauffrau und habe ein Teilzeitstudium zur Betriebswirtin mit Schwerpunkt Unternehmensführung absolviert. Zudem bin ich Natur- und Wildnispädagogin, Entspannungstrainerin und habe mich zwei Jahre lang zur Heilpraktikerin ausbilden lassen, um mich selber zu heilen, weil mir niemand die körperlichen Schmerzen nehmen konnte. Das war die einzige Prüfung, die ich nicht bestand. Kurz nachdem ich sie im Herbst 2017 verpatzte, erkrankte ich psychisch schwer.

Es begann wie Ende des Jahres 2009, wo ich eine ähnliche Erfahrung machte. Damals, kurz vor Weihnachten rief ich meine Kinesiologin an und sagte ihr, dass ich wahrscheinlich das neue Jahr nicht mehr erleben würde, weil ich am Verhungern war. Ich habe mich damals stabilisiert. Was mir half, weiß ich nicht mehr. Diese zweite Episode, die mir nun bevorsteht, ist bedrohlicher und intensiver. Sie dauert bis heute an.

»Wir wissen noch nicht, was Sie in der Krankheit hält«, teilt mir die Sozialarbeiterin aus der vierten Klinik mit.

Das Klinikpersonal hat keine Ahnung und ich erst recht nicht. Tatsache ist, dass verschiedene Anteile in mir nicht an einem Strang ziehen. Es gibt unterschiedliche Auffassungen, wie mein Verhalten einzuordnen ist. Mein Psychologe Herr Hoffmann ist der Ansicht, ich bewege mich einerseits auf der Erwachsenenebene und andererseits auf der Kinderebene, von der ich mich lösen soll.

Mein Erwachsenenanteil ist unterentwickelt, das weiß ich. Dafür ist der kindliche Part umso stärker ausgeprägt. Obwohl ich über 45 Jahre alt bin, komme ich aus der Kinderwelt nicht raus und finde mich in der der Erwachsenen nicht zurecht. Das fällt den Psychologen, Psychologinnen und anderem Fachpersonal schnell auf. Es ist meiner Art geschuldet, wie ich rede, gestikuliere und reagiere.

In einer psychosomatischen Klinik im Süden des Landes landete ich auf der geschlossenen Station. Die Oberärztin sagte mir, dass ich erst wieder in den offenen Bereich komme, wenn ich mich erwachsenenkompetent verhalte. Davon erzähle ich später noch.

Die Beschreibung meiner selbst ist, dass ich ein Außen-Ich und ein Innen-Ich besitze. Mein Außen-Ich ist reflektiert, kann Entscheidungen treffen, sich benehmen, erst denken, dann handeln. Es ist klar im Denken und kann Konsequenzen für seine Aktionen abwägen. Dem

Außen-Ich passiert nichts Schlimmes. Ganz anders das Innen-Ich: Es ist unberechenbar, weiß in der einen Sekunde nicht, was es in der nächsten plant oder macht. Es handelt und denkt im Anschluss. Ich nenne diesen Zustand »aushaken«. Bei mir hat es vor Kurzem gewaltig ausgehakt und das hätte beinahe Ärger gegeben.

Meine Mutter kam wegen Verdacht eines Schlaganfalls auf die Intensivstation. Schutzmaßnahmen wegen dem Coronavirus erforderten ein Besuchsverbot im Krankenhaus. Die Lösung meines Innen-Ichs war, mich vor dem Klinikgebäude durch Selbstverletzung zu einer Intensivpatientin zu machen. Ich wollte mir den Arm ... Das wird zu heftig. Ich erspare Ihnen lieber die Details. Jedenfalls wäre ich dadurch mit Sicherheit auf ihre Station gekommen und hätte sie sehen können (falls ich es überlebt hätte).

Herr Hoffmann fragte mich: »Was würden Sie Ihrer besten Freundin raten, wie sie sich in dieser Situation verhalten soll?«

Er fragt mich das häufiger in letzter Zeit, damit ich es verinnerliche. Die Beantwortung dieser Frage fällt mir schwer, weil ich nicht weiß, was ich anderen für hilfreiche Ratschläge geben soll. Mich schauen die Menschen oft irritiert und verstört an, wenn ich meinen Mund aufmache. Da kommt ab und zu nichts Gescheites raus.

Ich antwortete ihm: »Ich würde, wenn ich eine Freundin hätte, ihr dasselbe raten: Geh und mache dich zu einer Intensivpatientin.«

Gut, mit dieser Antwort war mein Psychologe nicht einverstanden. Meine Hausaufgabe war, mir Gedanken zu machen, was ich einer Freundin, Nachbarin oder Bekannten im Allgemeinen für bestimmte Ausnahmesituationen empfehlen könnte. Ich soll mir eine kleine Notfalltasche mit Skills packen, die ich einsetzen kann, wenn ich in Hochstress gerate.

Skills sind Hilfsmittel, die mir aus dem Hochstressbereich heraushelfen. Sie sollen meine Gedanken umlenken, um mich zu reflektieren und hilfreiche Entscheidungen treffen zu können.

In der Tasche habe ich unter anderem eine Chilischote, eine Klammer, die feste zwickt, und ein Haushaltsgummi für mein Handgelenk.

Das könnte ich im Notfall maximal ziehen und loslassen, damit es mir gegen meine Epidermis peitscht. *Aua, alleine die Vorstellung schmerzt. Das mache ich vielleicht doch nicht.* Dann habe ich saure Bonbons hineingepackt, scharfen Löwensenf und mehrere Kaffeebohnen, die ich mir in die Schuhe legen kann. Hilfreich sollen eine kalte Dusche oder Eiswürfel sein, beides habe ich nicht bei jeder Gelegenheit zur Verfügung. Falls ich in schneebedeckter Winterzeit austicke, könnte ich einen Schneehügel formen und meinen Kopf hineindrücken. Ich glaube, kurze Zeit später dürften die schädlichen Gedanken vereist sein.

Die dritte Theorie, die erklären kann, warum ich nicht eins mit mir bin, kommt von Frau Laser. Sie sieht zwei Anteile in mir, die nicht miteinander kommunizieren. Wir hatten das in einer Therapiesitzung herausgearbeitet. Der eine Anteil ist die Kompetente und der andere die abnormal Gestörte. Ein dritter kommt zusätzlich ins Spiel, der alles verderben möchte. Ich habe ihn den Todesretter genannt, weil er mich in den Tod hineinrettet, wenn ich das Leben nicht mehr aushalte. Er ist wie ein Marionettenspieler. Er zieht mal an dieser Schnur und mal an jener. Er ist selbstbewusst und hält die Entscheidung in der Hand. Ich bin froh, dass er da ist, weil er mir Sicherheit vermittelt. Meine Aufgabe ist zu lernen, ihm nicht zu viel Macht zu geben.

Der Umgang mit mir ist anstrengend. Ich strenge mich häufig mit mir selbst an – und wie anstrengend ich erst für mein Umfeld bin! Die zweite Klinik, in die ich stationär aufgenommen wurde, teilte mir mit, dass ich das Klinikpersonal überfordere, hilflos mache und Ängste auslöse. Die hätten mich einmal fragen sollen, was ich mir selbst rückmelde. Das sieht nicht besser aus. Die Kliniken konnten mich immerhin loswerden. Ich kann mir nicht die Eingangstür vor der Nase zusperren oder vor mir wegrennen. Ich kann mich ebenso wenig aus einer Visite heraus in die geschlossene Psychiatrie einer anderen Stadt abschieben, um mich von mir zu entledigen oder mich vor mir selbst wegzusperren. Ich kann mich nicht selbst ignorieren oder mich aussitzen, in der Hoffnung, dass ich irgendwann vor mir selbst Ruhe gebe oder mich vergesse. Das funktioniert einfach nicht!

Von Dezember 2017 bis August 2020 war ich in fünf Kliniken, wovon zwei mich auf keinen Fall mehr aufnehmen werden. Eine weitere unter der Bedingung, dass ich von Zuhause ausziehe.

Eigentlich mache ich gar nichts. Die Geschehnisse ergeben sich durch äußere Einflüsse oder zufällig und ziehen dann die Aufmerksamkeit des Klinikpersonals auf sich.

Ein Mototherapeut der zweiten Klinik sagt zu mir: »Sie halten uns mächtig auf Trab.«

»Hm?!?«

Das zeigen sie natürlich nicht. Sie kommunizieren überwiegen ruhig und einfühlsam mit mir. Wie bei folgendem Vorfall:

Ich liege wegen eines nicht vertragenen Medikaments kollabiert in meinem Patientenbett.

Die Ärztin kommt und schaut mich über den Brillenrand (bitte stellen Sie sich nicht vor, dass sie über den unteren Rand schaut, das könnte die Szenerie skurril wirken lassen) an: »Na, Frau Männlein, was ist denn heute wieder passiert? Haben Sie irgendetwas genommen?«

Ich weiß nicht, wovon sie spricht … und hauche schwach heraus: »Nix habe ich genommen, ich habe nur das Medikament nicht vertragen, was ich von der Klinik bekommen habe.«

Weiterhin über den Brillenrand schauend, entgegnet sie ruhig: »Das kann nicht sein, Sie bekommen nur 0,25 mg. Davon kommt das nicht.«

Ja, so liebevoll und ruhig kommunizierte das Personal in den meisten Fällen mit mir. Einzig an den Störungen bei Gruppentherapien oder zu anderen Gelegenheiten erkannte ich, dass ich eine Sonderrolle einnahm.

Die Tür ging auf und eine Pflegekraft oder psychologisches Personal schaute uns an. Ich wurde gebeten mitzukommen. Immer musste ich mit, nie ein Mitpatient oder eine Mitpatientin. Dann ja, spätestens dann wusste ich, dass es erneuten Redebedarf gab, in eigens für mich eingerichteter Runde. Ich nannte diese Treffen Teamsitzung. Eine dieser Teamsitzungen bestand mit mir aus sechs Leuten in einem etwa sieben Quadratmeter kleinen Arztzimmer. Ich durfte reingehen, nachdem sich die anderen darin versammelt hatten. Ich kapierte nicht, was auf mich zukommen würde. Ich hatte nichts gemacht. Eine Pflegerin bat mich in diesen kleinen Raum, der gefüllt war mit Klinikpersonal. Ihre Körper verbargen sämtliches Einrichtungsmobiliar. Mir fiel nicht auf, dass hinten am Fenster die Oberärztin Frau Dr. Sender und am Computer meine Stationsärztin Frau Dr. Hertel saßen. Ich mochte Frau Dr. Hertel. Nachdem meine davorstehende Psychologin Frau Pauli und die beiden Pflegekräfte eine »Gasse« bildeten, entdeckte ich sie. Die Gasse schloss sich, nachdem ich durchgegangen war und neben der Oberärztin Platz nehmen sollte.

Sie schaute angewidert auf meine dünnen Beine. »Sie haben schon wieder abgenommen.«

Frau Dr. Hertel tippte in flinkem Tempo Wort für Wort in den Computer.

Jetzt ich: »Das lag an dem Medikament. Ich habe in der Nacht nicht geschlafen und am Vorabend konnte ich nichts essen, weil ich mich nicht mehr bewegen konnte. Heute früh nahm ich die zweite Tablette und wenig später hatte ich keine Spucke mehr im Mund, was es mir unmöglich machte, mein Brötchen runterzuschlucken. Außerdem konnte ich meinen Kopf beim Frühstücken nicht mehr halten, der hing so komisch runter. Dieses Medikament hat mir heute im Morgenkreis die Beine weggezogen. Ich bin zum zweiten Mal zusammengebrochen. Es dauerte lange, um mich zu mobilisieren, stimmt's Frau Dr. Hertel? Das muss an dem Medikament liegen.«

Frau Dr. Hertel fegte flink mit ihren Fingern über die Tastatur, um jedes Wort zu erfassen.

»Frau Männlein«, sagte die Oberärztin, »der Kollaps kam nicht nur von dem Medikament. Sie werden heute auf die geschlossene

Station hier in unserem Hause verlegt und bleiben das Wochenende dort. Am Montag schaue ich nach Ihnen und entscheide, ob Sie zurückkönnen.«

Mir fiel die Mimik aus meinem Gesicht. Ich begriff den Menschenauflauf in dem Raum. Ich konnte nicht fliehen. Der Ausgang war versperrt. Die Nebenwirkungen vom Medikament spürte ich noch immer in meinem geschwächten Körper. Ich ergab mich. Mit schlimmsten Konsequenzen für meine eh schon verletzte Seele. Näheres erzähle ich später.

4

Es ist Zeit, den chronologischen Bogen zu spannen. Ich möchte mit dem Ereignis beginnen, das zu meinem Entschluss führte, eine psychosomatische Klinik aufzusuchen. Diese Entscheidung entwickelte sich im Anschluss tragisch und lastet bis heute auf meiner Seele.

Es ist November 2017 – ein Monat, der mir nicht viel Gutes beschert. Ich bin ein weiteres Mal konfrontiert mit dem belastenden Thema, sexuell missbraucht zu werden. Dieser unerträglichen Einsamkeit, dem Missverstanden-Werden, der Ablehnung und Schmerzen, die einen einwöchigen Krankenhausaufenthalt erforderlich machen. Die Beschwerden zeigen sich in meinem Körper und meiner Seele. Was mir die größte Sorge bereitet, ist die Schwierigkeit zu essen. Es beginnt im Herbst unvorbereitet und schleichend. Am Anfang bemerke ich es nicht. Zwei Brötchen schaffte ich mühelos zum Frühstück. Diese Ration nimmt ab. Ich merke, dass ich ein Problem bekomme. Das Kauen fällt mir schwer und ich brauche ewig, bis ich den Bissen runterschlucke. Meine Frühstückszeit verlängert sich. Aus zwei Brötchen werden eines und dann keines. Ich bekomme das Kauen nicht mehr hin. Ich bin mir der Funktion der Zähne und des Kiefers bewusst, es scheitert am Umsetzen. Ich weiß nicht mehr, wie essen funktioniert! Meine Ernährung wechselt von fester Nahrung zu breiiger und flüssiger. Mutlosigkeit breitet sich aus. Ich weiß nicht, wie ich den Gewichtsverlust aufhalten soll. Wie isst man? Wieso isst man? Ich bekomme es nicht hin!

Ich spüre Angst und Verzweiflung, weil mir bewusst wird, was mir bevorsteht. Diesmal möchte ich mir helfen lassen und eine Klinik mit ganzheitlichem Konzept aufsuchen. Ich brauche »Werkzeug« in der Hand, mit dem ich lerne, im Leben zu bestehen.

Mit meiner grundsätzlichen Lebenseinstellung stehe ich mir im Weg. Ich glaube, es begann im Jahr 1998, in dem ich mein Leben hinterfragte und den Sinn verlor. 1997 gebar ich Fridolin per Notkaiserschnitt. Das arme Kind kam auf die Welt, ungewollt und ungeliebt, weil sich die Mutter für die falsche Verhütungsmethode entschieden hatte. Meinen Mann kannte ich knapp ein halbes Jahr, als ich erfuhr, dass ich im dritten Monat schwanger war. Er freute sich auf den Nachwuchs. Wir zogen zusammen und heirateten überstürzt, damit das Kind ehelich auf die Welt kommen konnte.

Es muss Schicksal sein, dass ich mit meinem komplexen emotionalen Empfinden einem Mann begegnete, der bei mir die Grundbedürfnisse nach Empathie, Geborgenheit, dem Gehalten-, Gestärkt- und Gestützt-Werden in einer brutalen Weise erweckt und die Sehnsucht danach ins Unermessliche treibt. Er konnte meine Bedürfnisse nicht befriedigen. Kontinuierlich brach eine meiner beiden Lebenssäulen in sich zusammen. Die eine nennt sich Harmonie, die andere Empathie. Die Entscheidung, die Beziehung weiter zu führen, liegt alleine in meiner Verantwortung. Ich bleibe in der Partnerschaft, weil ich das Problem bin. Mein Mann Konstantin fühlt sich wohl. Er bemerkt nicht, wie es mir geht, weil seine emphatischen Empfindungen gering ausgeprägt sind. Ich will sterben, seit mir diese Seelennot bewusst ist. Das Gefühl ist chronisch.

Die Entwicklung von Fridolin gestaltete sich zudem als äußerst schwierig. Vom Tag der Geburt an. Er fällt auf – überall. Er verletzte, erpresste, verängstigte und drangsalierte andere Kinder. Die Lehrkräfte waren mit ihm überfordert und ich erst recht. Weil er die Regeln nicht akzeptierte und mir tagtäglich seelische Stiche ins Herz versetzte. Ich sagte zu mir: *Solange Fridolin durch sein Verhalten nur meine Seele zerstört, werde ich weitermachen. Wenn ich körperlich krank werde, muss er gehen.* Im Mai 2014, da war er 17 Jahre alt, war es so weit. Einem Beamten vom Jugendamt teilte er mit, dass wir ihn regelmäßig schlagen würden. Wir waren zu dritt dort, weil ich nicht mehr konnte und wir mithilfe des Beamten einen Ausweg suchten. Mein Sohn wollte mich dafür bestrafen. Er hatte Erfolg. Ich vermute, dass er narzisstische und psychopathische Züge in sich trägt. Er weiß genau, welche Worte er wählen muss oder welche Taten er begehen muss, um seine Ziele zu erreichen oder mir diese qualvollen Stiche zu versetzen. Er scannt die Menschen und erkennt schnell, wo er ansetzen kann. Trotz allem mache ich ihn nicht verantwortlich. Ich bin schuld, weil ich ihn ungeliebt und ungewollt auf die Welt brachte. Er ist ein armes Kind, das ohne Mutterliebe zurechtkommen muss. Um andere Grundbedürfnisse kümmerte ich mich umso mehr. Neben gesunder Ernährung, sauberer Kleidung und einem aufgeräumten Zuhause deckte ich noch andere Bereiche ab. Wir machten gemeinsam viele Ausflüge in die Natur oder in Tierparks. Wir bastelten tolle Spielsachen, die er, wenn es Stress gab, zerstörte und bei mir eine tiefe Betrübtheit zurückließ. Ich las ihm viele Bücher vor. Ich sorgte mich um ihn, wenn es ihm schlecht ging, und stellte mich zwischen wütende Mütter und ihn.

Dieser eine Tag im Jugendamt hat mich körperlich krank werden lassen. Ich stand unter Schock, weil ich nicht verstand, dass Fridolin diese Lüge verbreitete. Im Büro des Beamten veränderte sich meine Haltung. Ich schaute stumpf an die weiße Wand und hörte nicht mehr zu. Am Abend verließ Fridolin unsere Familie für immer und kam anfangs bei einem Kumpel unter. Für meinen Mann war diese Veränderung kaum auszuhalten. Er verlor an einem Tag die Nähe seines Sohnes und die Stabilität seiner Frau. Mein Zustand verschlimmerte sich. Von Stunde zu Stunde, von Tag zu Tag. Teilweise musste ich mich irgendwo auf den Erdboden legen, weil meine Beine mich nicht mehr aufrecht hielten. Es fühlte sich an, als ob ein schwerer Bleimantel über meinen Schultern läge, der mich nach unten zog. Meine Bewegungen und mein Sprechtempo verlangsamten sich. Ich aß in Zeitlupe. Mein Mann wirkte hilflos, er sah zu, wie ich abbaute. Gedanklich beschäftigte ich mich damit, den Betrieb aufzugeben. Ich war am Ende.

Zwei Jahre vor diesem Vorfall lernte ich in der Weiterbildung zur Natur- und Wildnispädagogin einen Reikimeister kennen. Er behandelte mich damals und löste, ohne mich zu berühren, starke körperliche Empfindungen aus. Ihn rief ich an. Er arbeitete an der Verbesserung meines Zustandes aus der Ferne und bat mich, mir einen Kraftplatz zu suchen und dort eine bestimmte Atemübung zu machen. Ich wählte eine alte Kultstätte aus. Fast 30 Minuten brauchte ich, um im Schneckentempo die Anhöhe zu erreichen. Den Nachmittag hielt ich mich dort auf und praktizierte die Atemübung. Abends legte ich mich in mein Bett und schlief ein. Beim Erwachen fühlte ich, dass sich mein Zustand verbessert hatte. Ein weiteres Mal begab ich mich zum Kraftplatz und führte die Technik durch. Der Damm war gebrochen. Ich erholte mich langsam. Meine Kräfte kamen zurück, die Bewegungen wurde schneller und der Bleimantel leichter, bis ich ihn ganz ablegen konnte.

Nun zurück zum November 2017. Ich gebe mir eine letzte Chance für das Leben und recherchiere nach einer Klinik, weit weg von meinem Zuhause. Ich möchte von niemandem Besuch erhalten. Wenn es mir gelingt, mich zu stabilisieren und zu stärken, kehre ich heim. Wenn meine Mission misslingt, verabschiede ich mich vom Leben. Ich plane den Abschied vor der Abreise – für den Notfall. Mich beruhigt die Lösungsidee.

Wenn Sie, liebe Leser und Leserinnen, fühlen, nicht weiter leben zu wollen, behalten Sie es nicht für sich. Suchen Sie sich Hilfe und sprechen Sie darüber. Mir gelang dies nicht. Meine Psychologin Frau Pauli aus der zweiten Klinik verhinderte die Umsetzung meines Vorhabens. Ich werde darüber ausführlich berichten.

Innerhalb kurzer Zeit finde ich eine Klinik im Süden von Deutschland. Ich entscheide mich für diese, weil die Erfahrungsberichte im Internet vielversprechend sind und die Einfühlsamkeit des Personals erwähnt wird. Zudem vertritt die Klinik ein ganzheitliches Konzept. Im Dezember erhalte ich einen Platz. Ich bin erleichtert, da sich mein psychischer und körperlicher Zustand weiter verschlechtert. Es ist Zeit, dass mir geholfen wird.

Ich packe meine Koffer und fahre mit dem Zug los. Die Anreise benötigt Zeit. Für eine Nacht miete ich mich in einer kleinen Pension in der Nähe der Fachklinik für Psychosomatik ein. Somit werde ich mich am Anreisetag nicht verspäten.

In der Nacht in einem fremden Bett bahnt sich Einschneidendes an. Zu spät wird mir bewusst, dass ich empfindlich auf Ortsveränderungen reagiere. Ich bekomme Kopfschmerzen, die sich in die schmerzhafteste Form entwickeln, an die ich mich erinnere. Mein Zustand trübt sich ein, mein Kreislauf macht schlapp. *Ein toller Start!* Ich weiß nicht, wie spät es ist. Ein Handy habe ich nicht, weil bei der Vorstellung eines zu besitzen, undefinierbare Ängste hochkommen. Meine Uhr habe ich vergessen. Draußen ist es still und dunkel. Ich schalte den Fernseher an. Im Teletext steht 2:12 Uhr. *Bis zum Morgen halte ich das nicht durch.* Ich fühle mich, als ob ich jeden Moment zusammenbrechen könnte. Mir bleibt nichts anderes übrig, als mich anzuziehen und die unbesetzte Pension zu verlassen. Ich möchte zu der Klinik ein paar Häuser weiter gehen und nach Aspirin fragen. Schwindelig und benommen von den Schmerzen klingle ich an der Pforte.

Aus dem Fenster im ersten Stock schaut die Nachtschwester heraus. »Wie kann ich Ihnen helfen?«, fragt sie reserviert.

»Mein Name ist Rosa Männlein, ich werde am Morgen in Ihrer Klinik aufgenommen. Die Nacht habe ich mich in einer Pension in der Nähe eingemietet. Ich habe extreme Kopfschmerzen bekommen. Mir geht es sehr schlecht. Bitte geben Sie mir eine Aspirin.«

»Ich darf Ihnen keine Medikamente rausgeben«, sagt sie genervt.

Weitere anstrengende Überredungsversuche scheitern.

Mit Tränen in den Augen frage ich: »Ich habe kein Handy, ich weiß nicht, wo eine offene Apotheke ist, können Sie mir wenigstens sagen, welche Apotheke Notdienst hat?«

»Ich kann Ihnen nicht weiterhelfen. Gehen Sie ins Bett und kommen Sie am Morgen wieder. Sie werden sehen: Morgen ist ein neuer Tag.«

Hat sie mir nicht zugehört? Die Fassung verlierend stehe ich auf dem Vorplatz der Klinik.

Morgen ist ein neuer Tag, was für ein Spruch. Der hat mit Sicherheit so viel kosmische Energie, dass er mir die Kopfschmerzen aus dem Hirn pustet. Pustekuchen, es funktioniert nicht.

Ich merke, dass mit dieser Frau nicht zu reden ist. Es kostet mich sowieso zu viel Kraft. Dieses Erlebnis führt zu einer generellen Angst vor Nachtschwestern, weil sich im November im Krankenhaus meiner Heimatstadt ebenfalls ein prägender Vorfall mit einer solchen ereignete. Dort zog ich den Zorn einer »Wutschwester« auf mich. Ich vertraute ihr nicht, dass die Tablette, die sie mir gab, wirklich eine Aspirin war. Die hatte eine andere Form wie die von daheim. Einige Tage später bekam ich spät am Abend von ihr eine Infusion, angeblich Antibiotika, was nicht angeordnet war. Ich bekam Herzrasen und Angst. *Die wollte mich umbringen!* Davon ist mein Innen-Ich noch immer fest überzeugt.

Ich drehe mich um und suche Orientierung. Ich muss eine Apotheke finden. *In welche Richtung soll ich laufen? Wo ist die Innenstadt?*

Eine Straße führt in gerader Richtung von der Klinik weg. Ich schleiche auf ihr davon. Das Gebäude in meinem Rücken. Die Nacht ist klirrend kalt. Der Schnee auf dem Fußweg ist vereist und zerplatzt unter meinen Füßen. Der Vorfall hat mich traurig gemacht. Das ist eines der Erlebnisse, die mein Leben widerspiegeln. *Das war typisch, es hört nicht auf. Ich bin nicht erwünscht. Die Menschen mögen mich nicht. Ich werde abgelehnt von der Gesellschaft und verärgere mein Gegenüber. Überall falle ich auf. Bestimmt wird am Morgen das gesamte Klinikpersonal von dem Vorfall erfahren. Noch nicht aufgenommen und schon bin ich in der Einrichtung bekannt.* Mir wird unwohl, wenn ich an die Aufnahme denke.

Am Ende der langen einsamen Straße stoße ich auf eine zweispurige Durchgangsstraße. Die Laternen beleuchten zart den dahinter liegenden Bereich. Ich erkenne einen breiten Fluss, der parallel zur Fahrbahn fließt. *Entweder gehe ich nach rechts oder nach links.* Ich entscheide mich für rechts, weil ich sehe, dass sich in der Ferne die Häuser verdichten. Eine breite Brücke scheint in die Innenstadt zu führen. Mein Kopf hämmert. Ich weine in mich hinein und bewege mich auf die Brücke zu. Mitten drauf bleibe ich stehen und lehne mich an die Eisenbrüstung. Ich spüre die Kälte des Metalls. Sie durchdringt meine Jacke und erfasst meine Arme. Mich fröstelt es. Ich lehne mich übers Geländer und schaue in das schwarze Wasser. Der breite Fluss fließt ruhig und gleichmäßig. Ich bin ganz allein und fühle schmerzhaft die Einsamkeit. *Wenn ich mich einfach hier hinsetze und nicht mehr aufstehe? Oder ich springe ins Wasser. Es wird doch eh nicht besser.*

Ein Auto fährt über die Brücke und reißt mich aus meinen Gedanken. Ich möchte die Aufmerksamkeit nicht ein weiteres Mal auf mich ziehen und gehe auf die Lichter der Schaufenster zu. Die Einkaufsstraße habe ich wenige Minuten später erreicht. Endlich taucht vor mir eine Apotheke auf. *Die hat zu! Natürlich hat die zu. Das ist doch immer so. In Filmen genauso wie im wahren Leben. Nachtdienst hat eine Apotheke irgendwo anders. Keine Ahnung, ich kenne mich hier nicht aus. Was soll ich denn jetzt machen?*

Ein Polizeiauto fährt in Schrittgeschwindigkeit die Einkaufsstraße herunter. *Ob die mich suchen? Vielleicht hat sich die Nachtschwester doch Sorgen um mich gemacht?* Ich drehe mich in den Schatten der Häuser und laufe hinter den geschlossenen Buden vom Weihnachtsmarkt weiter hoch. Hinter mir höre ich erneut ein Auto. Es bleibt stehen, ehe es mich erreicht. Jemand steigt aus. Ich drehe mich um. Es ist ein Taxi, so ein Zufall. Dies könnte sich ebenfalls in einer Szene aus einem Spielfilm zugetragen haben. Lange überlege ich nicht und entschließe mich, dieser furchtbaren Nacht eine Wendung zu verpassen.

»Entschuldigen Sie, würden Sie mich zur nächsten Apotheke fahren, die Nachtdienst hat? Ich komme nicht von hier und habe so entsetzliche Kopfschmerzen bekommen.«

»Ich wollte eigentlich gerade Feierabend machen. Aber natürlich übernehme ich diese Fahrt. Ich will nachschauen, wo wir hinmüssen. Setzen Sie sich schon ins Auto, Ihnen ist sicher kalt.«

Er läuft die Straße runter zu der Apotheke, um die Infotafel zu betrachten, die ihm Auskunft über unser Ziel gibt. Ich setze mich auf den Beifahrersitz. Dann laufen meine Tränen ungebremst und in Strömen. Ich bin fertig mit den Nerven. Mir setzt die anstrengende Reise zu, der Schlafmangel und die Schmerzen. Gefolgt von dem Erlebnis mit der Nachtschwester, weswegen ich über eine Stunde durch die Winternacht geirrt bin. Ich fühle mich emotional geschwächt. Es läuft nicht rund. Auf dem Armaturenbrett lese ich, dass es 3:34 Uhr ist.

Das Gespräch mit dem Fahrer verschafft mir Ablenkung. An der Apotheke erhalte ich meine Tabletten.

»Können Sie mich noch in meine Pension fahren?«, bitte ich den Fahrer.

Dort angekommen, erhält er sein Entgelt und ich verabschiede mich.

Meine Gedanken kreisen um die Aspirin. Nach der Einnahme lege ich mich hin. Ich habe das Gefühl, dass mein Kopf zerplatzt. Die Schmerzen lassen schließlich nach und ich schlafe ein.

5

Als ich erwache, ist es hell. Meine Kopfschmerzen sind weg. *Man, war das eine Nacht!* Ich schalte den Fernseher ein. Es ist kurz nach 9:00 Uhr. Um 10:00 Uhr soll ich mich am Empfang melden. *Oje, das wird peinlich.* Ich wasche mich, ziehe mich an, esse mein Breichen, packe meine Sachen und los. Eine Minute später bin ich an der Klinik.

Die Empfangshalle ist hell gestaltet und sauber. Große weiße Fliesen bedecken den Fußboden, die verputzten Wände sind elfenbeinfarben. Mich beeindruckt die Höhe der Decke. Eine Sitzgruppe mit zwei bequem erscheinenden anthrazitfarbenen Sofas lockert die sterile Atmosphäre kaum auf. Eine junge schlanke Frau kommt die Treppe herunter. Sie sieht aus, als ob sie auf eine Veranstaltung geht. Schicke schwarze Kleidung trägt sie, Stöckelschuhe und einen Hut?!? Kollegen begegnen ihr, sie scherzen herum, dann geht jeder seiner Wege. *Vielleicht ist das gar keine Klinik für Psychosomatik, sondern ein Hotel und die Leute dort haben es angemietet für eine Betriebsfeier?*

Ich melde mich am Empfang.

»Sie werden demnächst für das Aufnahmegespräch abgeholt. Nehmen Sie so lange in der Lounge Platz.«

Lounge. Warum sagt sie nicht einfach Wartebereich oder bin ich hier doch in einem Fünf-Sterne-Hotel gelandet? Auf einem der Sofas sitzt eine Dame mittleren Alters. *Ob die auch heute aufgenommen wird? Aber dann müsste irgendwo ihr Gepäck stehen.* Sie schaut starr ins Leere. *Ich mach gleich mit,* denke ich, und nehme in einer Ecke auf dem anderen »Lounge«-Sofa Platz. Ich verhalte mich scheu und schüchtern, mir machen die Menschen Angst. Zum Glück werde ich der Nachtschwester erst einmal nicht begegnen.

Ich meide Kontakte zu anderen Menschen, ziehe mich lieber zurück. Seit meiner Kindheit gerate ich in prägende Erlebnisse mit Menschen im Allgemeinen, im Speziellen machte ich bedrückende

Mobbingerfahrungen mit Mädchen und Frauen. Damals, als ich ein kleines, unschuldiges Grundschulkind war, war es ein Junge aus meiner Klasse, der mich drangsalierte. Er schubste mich an einer stark befahrenen Kreuzung vor ein Auto. Der Fahrer konnte rechtzeitig bremsen. Ich sehe diese Szene noch vor mir, wie das große Fahrzeug auf mich zurollt. Nach dem Grundschulunterricht rannte ich oft als Erste aus der Klasse und versteckte mich in einem Gebüsch, weil mir Schläge angedroht wurden. Ich hoffte, meiner anderthalb Jahre älteren Schwester zu begegnen, der ich mich anschließen wollte. Wenn ich in ihrer Nähe war, wurde ich zufriedengelassen. Mit diesen Ängsten und Vertrauensverlusten bin ich großgeworden. Noch heute spüre ich die Auswirkungen.

»Frau Männlein, kommen Sie bitte mit?«

Erschrocken erwache ich aus meinen Tagträumen. Eine kleine, korpulente Frau kommt auf mich zu. *Jetzt geht's los.* Meine größte Angst ist, dass sie mich auf die Geschehnisse in der Nacht anspricht. Die zweitgrößte, dass ich in ein Zweibettzimmer komme. Ich werde von beidem verschont. Ich habe das Zimmer, in dem zwei Betten stehen, für mich, was mir das Ankommen erleichtert.

Das Erstgespräch mit der psychologischen Leiterin Frau Weiland steht an. Ihr Büro, das Arztzimmer und spezielle Therapieräume befinden sich in einem Gebäude nahe der Klinik. Ein älteres, denkmalgeschütztes Haus in rostfarbenem Anstrich. Zu diesem gelange ich über eine Wendeltreppe aus Stahl. Die Psychologin strahlt Kompetenz aus, mit wenigen empathischen Anteilen. Auf bittere Weise bekomme ich dies zu spüren.

Sie begrüßt mich förmlich und kommt gleich zur Sache: »Was wiegen Sie zurzeit?«

Ich runde mein Gewicht ein bisschen auf.

»48 Kilo«, sage ich.

»Ihre Größe haben Sie mit 1,66 Meter angegeben. Dann beträgt Ihr BMI (Body-Mass-Index) 17,5. Sie wissen, dass wir ab einem BMI von 17,5 aufnehmen? Die Vorgaben bei uns in der Klinik sind, dass Sie jede Woche 500 Gramm zunehmen müssen. Erfüllen Sie dies nicht, werden Sie entlassen. Den Essvertrag und die weiteren Bedingungen bespricht mit Ihnen die Psychologin Frau Jakob später.«

Entsetzt und verzweifelt schaue ich sie an. »Das wurde mir am Telefon aber so nicht mitgeteilt. Ich dachte, Sie behandeln mich wegen meiner Depressionen. Es muss doch erst einmal geschaut werden, warum ich mit dem Essen überhaupt Schwierigkeiten habe!«

»Frau Männlein, solange Sie nicht einen BMI von 18,5 haben – das sind, lassen Sie mich rechnen, 51 Kilo –, sind Sie vom Gehirn her nicht aufnahmefähig für eine Therapie.«

Panik steigt in mir auf. *Wie soll ich zunehmen, wenn ich nicht essen kann?* Bestürzt und den Tränen nahe verabschiede ich mich aus dem Gespräch. Ich verstehe die Welt nicht mehr. Von einem Dilemma rutsche ich ins Nächste.

Ich versuche meine Rationen zu steigern und hole mir Rat bei den Pflegekräften. Therapien werden nur wenige angeboten, da die Feiertage zu Weihnachten und Silvester anstehen. Die Gewichtskontrolle ist für den 2. Januar 2018 angesetzt. Die Nacht davor ist der Horror. Ich fühle mich im Ausnahmezustand, weil ich vermute, dass ich nicht genug zugelegt habe. Der zu Hause geschmiedete Plan, meinem Leben ein Ende zu setzen, rückt näher. Meine Prophezeiung scheint sich zu erfüllen. Ich bekomme die Gedanken in der Nacht nicht aus dem Kopf. *Entlassung – vielleicht morgen – keine Werkzeuge, keine Hoffnung – keine Lust mehr!*

Am frühen Morgen schlafe ich erst ein und wache gerädert auf. Die vernichtenden Gedanken habe ich weggeschlafen. Wie ein Computer, der nach einer Fehlermeldung hängen bleibt. Wenn das geschieht, drückt derjenige, der sich auskennt, ein kleines Knöpfchen so lange, bis der Rechner herunterfährt. Dann kommt der Neustart und das Gerät folgt seiner Bestimmung. Mein erneuter Start hält nicht lange an. Die Gedanken der Nacht holen mich ein, mich packt die Angst vor der Gewichtskontrolle und der Visite im Anschluss. Diese findet in dem Nebengebäude im Zimmer von Frau Weiland statt. Zwei Patienten warten davor auf ihren Termin. Eine Frau und ein Mann. Der Vorraum ist eng. Die vergangenen 14 Tage habe ich konsequent den Kontakt zu meinen Mitpatienten und Mitpatientinnen vermieden. Ich blieb allein, gewöhnte mich zumindest an die Gesichter. Dem Patienten auf dem Stuhl bin ich schon einmal im Speiseraum begegnet. Ich kann meine Angst nicht für mich behalten und erzähle den beiden, was mich bedrückt. Sie versuchen, mir Zuversicht zu geben. Sie meinen, dass ich so schnell nicht entlassen werde. Ich beruhige mich bedingt. Der Vorraum leert sich, ich sitze alleine und bin als Nächstes dran. Mein Herz schlägt so fest, dass ich das Geräusch in meinen Ohren höre. Die Tür öffnet sich.

»Frau Männlein, kommen Sie bitte herein.« Frau Weiland empfängt mich.

Im Raum sitzt eine Pflegerin von meiner Station. Ich kenne sie und wundere mich. Irgendetwas fühlt sich merkwürdig an.

»Setzen Sie sich. Wie geht es Ihnen?«

»Ich bin etwas unruhig und habe die Nacht nicht gut geschlafen.«

»Wie sieht es aus mit Ihren Suizidgedanken?«, erkundigt sich Frau Weiland weiter.

»Ich habe aktuell keine Gedanken an Suizid.«

»Geben Sie auf einer Skala von Null bis Zehn an, wie stark bei Ihnen Suizid gerade Thema ist.«

Ich stocke, denke an die anstrengende Nacht. Die schlechten Gedanken sind weg, ich kann also ehrlich antworten.

»Bei Null.«

Die Psychologin wird lauter: »Das glaube ich Ihnen nicht. Sie sagen zwar Nein, ich bin nicht suizidal, aber bei mir kommt ein Ja an. Sie wirken sehr instabil. Zudem hat sich Ihr Gewicht kaum erhöht. Überlegen Sie bitte, wie Sie unsere Regularien einhalten wollen.«

Sie macht eine Atempause, bevor es schlimmer wird: »Die Pflegekraft Frau Jette wird Sie in unseren Notfallraum mitnehmen. Dort können Sie sich Gedanken machen, wie es für Sie weitergehen soll.«

6

Ich fühle mich überrumpelt, bin sprachlos. Die Verabschiedung ist schnell erledigt. Ich soll vorgehen. Frau Jette läuft dicht hinter mir. Sie dirigiert mich aus dem Haus, die Wendeltreppe hinunter. Wir betreten das Hauptgebäude der Klinik. In der zweiten Etage befindet sich das Stationszimmer. Dort bittet sie mich hinein.

In diesem Raum habe ich bisher das Angebot für Gespräche mit den Pflegekräften genutzt. Ich bekam Unterstützung beim Abbau der Ängste, die mich vor allem im Speiseraum bei den Mahlzeiten belasten. Meine Bezugspflegerin Frau Heinrich begleitete mich in dieser Sache und empfahl mir, Gegenstände mit in den Speiseraum zu nehmen, die mich erfreuen und angenehme Gefühle hervorrufen.

»Das kann beispielsweise eine flauschige Kugel oder ein hübsches Bild sein. Da wird Ihnen bestimmt etwas einfallen«, sagte sie freundlich.

»Sitzen Sie einem Patienten oder einer Patientin gegenüber, konzentrieren Sie sich auf die Details. Die Kleidung, die Haare, die Hände. Schauen Sie sich entspannt die Speise Ihres Gegenübers an, ohne auf der anderen Seite Unsicherheit auszulösen. Nehmen Sie wahr, wie sich die Person verhält. Lenken Sie Ihre Aufmerksamkeit von Angst und Unsicherheit weg hin zur Neugier. Sie können sich mit Ihrem Menü befassen. Wie ist die Konsistenz? Wonach schmecken die einzelnen Komponenten? Welche Farbe haben diese? Sie sehen: Da gibt es eine Vielzahl an Möglichkeiten, sich in der Gegenwart aufzuhalten. Trainieren Sie das zu verschiedenen Gelegenheiten, in denen Sie in Anspannung geraten. Dafür ist diese Technik gut anwendbar. Wenn Sie fleißig üben, werden Sie Erfolge merken. Sie schaffen das, davon bin ich überzeugt.«

Ich schaute sie mit einem Lächeln an. »Vielen Dank, Frau Heinrich, für Ihre Mut-machenden Tipps.«

Im Augenblick habe ich ein ganz anderes Problem. Das Stationszimmer, in das mich Frau Jette bringt, hat eine weitere Tür. Sie steht offen und mündet in einen dunklen, schmalen Gang. Ein zweiter Raum geht von dort ab, in diesen führt mich die Pflegekraft. Sie redet mit mir, ich höre ihr nicht zu. Ich stehe still und stumm und beobachte, wie sie routiniert die Schranktüren, Schubladen und das Fenster abschließt.

»Wenn Sie möchten, können Sie sich in das Krankenbett legen. Es ist frisch bezogen. Ihre Psychologin wird zu Ihnen kommen und besprechen, wie es weiter geht.«

Was macht sie denn jetzt? Sie reckt sich, um die Türen des Hochschranks noch zu verschließen. *Was geht hier ab? Ich habe Angst.* Ich bekomme meine Gedanken nicht geordnet, suche Schutz im Bett und ziehe die Decke über meinen Kopf. Die Luft wird knapp, ist mir egal. Ich komme hier nicht mehr raus. Selbst wenn Frau Jette die Tür nicht abgeschlossen hat, müsste ich über den schmalen Gang und lande im Stationszimmer. *Was passiert mit mir?* Ich überlege, was ich machen könnte, damit es zukünftig mit dem Essen besser funktioniert. *Die Idee teile ich dann gleich meiner Psychologin mit,* denke ich bei mir. *Es wird schon nicht so schlimm werden. Ich muss mich nur mehr anstrengen.*

Nach einer Weile öffnet sich die Tür. Meine Psychologin Frau Jakob stellt sich an mein Bett. Ich bleibe liegen und schaue sie an.

»Wir haben uns besprochen und sind der Meinung, dass es für Sie hier zu schwierig ist. Wir werden Sie noch heute in die Psychiatrie verlegen. Sie haben die Wahl, freiwillig zu gehen oder mit Beschluss, dann wird die Einweisung von einem Richter angeordnet und Sie würden mehrere Wochen in der geschlossenen Einrichtung verbringen. Ich empfehle Ihnen, freiwillig zu gehen.«

Ich habe die Wahl. Was denn für eine Wahl? Ich kann nicht wählen, ob ich frei sein will oder eingesperrt. Egal für welche Variante ich mich entscheide, ich komme so oder so in die Geschlossene.

»Ich gehe freiwillig«, sage ich eingeschüchtert. »Darf ich denn wiederkommen?«

Frau Jakob überlegt. Sie muss nichts sagen, ich begreife, es gibt kein Zurück in die Klinik. Frau Jakob will mich nicht als Patientin zurücknehmen. Sie gibt mich auf, die gesamte Klinik gibt mich auf.

»Aber wie soll ich denn in die Psychiatrie gelangen? Ich weiß gar nicht, wo die ist!«

»Wir organisieren den Transport. Ein Rettungswagen holt Sie ab. Aber zuerst kommt noch ein Arzt, der die Einweisung vornimmt. Danach wird Sie eine Pflegekraft in Ihr Zimmer begleiten, damit Sie Ihre Koffer packen können. Ich wünsche Ihnen alles Gute für die Zukunft.«

Sie verlässt das Notfallzimmer und geht in ihre beschützte Arbeitswelt.

Die Hoffnung verschwindet, dass mein Leben besser wird. In diesem Moment verliere ich meine Autonomie. Ein brutales Gefühl, dass ab sofort andere Menschen über mich entscheiden. *Ich habe doch nichts getan!*

»Warum werde ich denn von einem Krankenwagen abgeholt? Ich bin doch gar nicht krank.«

Die Pflegerin, die mir beim Koffer-Packen hilft, fängt an zu lachen. »Frau Männlein, aber sicher sind Sie krank.«

Mit den gepackten Koffern und in Begleitung der Pflegerin gehe ich in die Empfangshalle. Das Abendessen steht bevor und da der Speiseraum an die Halle angrenzt, haben sich viele Patienten und Patientinnen dort eingefunden. Zwei Rettungssanitäter stechen mit ihrer rot-weißen Bekleidung und der fahrbaren Trage aus der Gruppe hervor. Die Wartenden versuchen einzuordnen, was passiert ist. Ich schäme mich, weil ich die Hauptperson bin. Ich bin eine elende Versagerin, ein scheiß Mensch.

Auf dem Sofa, auf dem ich vor 14 Tagen gewartet hatte, sitzt der Patient, dem ich am Vormittag vor der Visite begegnet bin. Er schaut mich irritiert an. Ich gehe zu ihm, beuge mich herunter und flüstere ihm ins Ohr, was mit mir passieren wird. Entgeistert schaut er mich an. Als ich mich umdrehe, steht mir Frau Weiland gegenüber. Sie hält mir ihre Hand hin und verabschiedet sich.

»Darf ich denn wieder kommen?«

»Erst einmal nicht.«

Ich übersetze gedanklich: *Erst einmal nicht. Das klingt wie: Das können Sie vergessen. Wir wollen Sie nicht mehr hier haben.*

Die Sanitäter nehmen mich mit zum Rettungswagen. Ich darf zu Fuß gehen, zum Glück. Sie sind ruhig und freundlich.

»Wollen Sie sich auf die Trage legen oder auf dem Stuhl Platz nehmen? Dann setze ich mich auf den Reservesitz.«

»Der sieht aber ziemlich unbequem aus«, entgegne ich traurig.

Ich lege mich auf die Trage, damit er es bequemer hat.

»Wir müssen Sie anschnallen, das ist Pflicht.«

Hätte ich mich lieber auf den Stuhl gesetzt. Ich will nicht angeschnallt werden. Anschnallen, fesseln, festketten, anketten, es ist alles das Gleiche.

Rühr dich nicht, du bist gefangen, du entkommst nicht. Es gibt keine Rettung, du bist ausgeliefert, hilflos, dich zu wehren. Du bist verloren – verloren …

7

Die Fahrt ist ein Albtraum. Der Sanitäter versucht, mir Mut zu machen. Er möchte mir die Angst vor dem Bevorstehenden nehmen. Es ist dunkel und ich weiß nicht, wo ich hinkomme und wie lange die Fahrt dauert. Ich hoffe, dass sie nie endet. Mein Wunsch erfüllt sich nicht. Der Rettungswagen fährt unter ein niedriges Betondach. Beim Aussteigen erzeugen die Fahrzeugtüren laute, hallende Geräusche. Die Gespräche der entfernt stehenden Personen erschrecken mich.

Mein Gepäck legen die Sanitäter auf die Trage – und ich habe eine Menge davon. Bestehend aus Koffern, Tüten, Stofftaschen und einem großen blauen Müllsack, den mir die Pflegerin gegeben hat. In den Tagen, die ich in der Klinik verbrachte, kaufte ich ein wie eine Große. In einem Geschäft gab es Markenschuhe im Ausverkauf. Ich habe gleich drei Paar warme Schuhe für den Winter erworben. Dann habe ich mir eine Maschine zum Milchaufschäumen gekauft, weil ich so gerne Cappuccino trinke. Aber nur mit einer dicken Schicht Milchschaum. Dieser muss schön warm sein, weil er warm am besten schmeckt und sich außerdem fester aufschäumen lässt. Diese Maschine kann alles auf einmal. Die ist echt klasse! Den krönenden Abschluss bildet eine dünne Schicht aus grobem Rohrzucker. Das ist soooo lecker! Ich habe nicht damit rechnen können, dass ich die Klinik im Rettungswagen verlasse. Ich wollte den Gepäcktransport nach Hause anders organisieren.

Die Szene mit dem vielen Gepäck wirkt möglicherweise auf Außenstehende wie der Antritt einer monatelangen Reise zu einem Auslandsurlaub. Nur dass sich die Reisegruppe verfahren hat und versehentlich im Krankenhaus gelandet ist, anstatt am Flughafen. Oder wenn Außenstehende uns so sehen, könnten sie denken, dass die Sanitäter mich als Obdachlose von der Straße aufgelesen haben. Weil ich mich total danebenbenommen hatte, ging es ab in die Klapse.

Meine eigentliche Wahrnehmung ist eine komplett andere. Ich bemerke, dass mich die Sanitäter nicht aus den Augen lassen. Ich könnte trotzdem versuchen zu fliehen – ich traue mich nicht. In kompetenter Begleitung der Sanitäter gehe ich durch breite und hohe Flure. Sie sind gesäumt von dunkelgrauen, großporigen Betonwänden. Die Örtlichkeit macht mir zu schaffen. Mich überfordert das sterile Betongrau. Die Gänge wirken trist und lieblos. Ich will nicht mitgehen, sondern davonrennen. Meine Lage wird aussichtsloser. Es gibt kein Entkommen. Ich spüre tiefe Verzweiflung.

Dieses Gefühl verstärkt sich, als wir den Aufzug betreten. Ein Sanitäter drückt den Knopf in die fünfte Etage. »Station 7 und 9 Psychiatrie« steht am Display. Der Aufzug öffnet auf dieser Ebene zu schnell. Ich laufe wie betäubt mit. Wir biegen nach links ab und da ist diese große, gläserne Tür, die nur rein-, aber nicht mehr rauslässt.

Eine Pflegerin der Psychiatrie nimmt mich freundlich in Empfang. »Setzen Sie sich hier neben dem Tresen auf den Stuhl. Ich komme gleich zu Ihnen.«

Nach kurzem Austausch und der Verabschiedung der Sanitäter kommt sie zurück und setzt sich mir gegenüber.

»Warum sind Sie zu uns gekommen?«, erkundigt sie sich mit warmer Stimme.

Ich sitze zusammengekauert auf dem Stuhl, halte meine Hände vors Gesicht und weine. Sie lässt mir Zeit und wartet, bis ich mich beruhige und antworte.

»Die Klinik ... Sie meint ..., ich wäre suizidal, aber das stimmt nicht. Ich habe nicht akut geplant, mir das Leben zu nehmen.«

»Sie sind nicht die Einzige, die von dieser Klinik zu uns kommt. Immer wieder erhalten wir Patienten oder Patientinnen, bei denen wir nicht verstehen, warum wir sie aufnehmen.«

Ich höre abrupt mit Weinen auf und schaue die Pflegerin stumm an.

»Sie werden sicher nicht lange bei uns bleiben. Jetzt zeige ich Ihnen erst einmal Ihr Zimmer. Nehmen Sie sich gleich etwas für die

Nacht aus Ihren Koffern mit. Das Gepäck müssen wir leider einschließen.«

Die Psychiatrie hat eine ungewöhnliche Architektur. Der öffentliche Bereich gleicht einer Arena. Einzelne Betten sind auf der Fläche verteilt. Sie sind durch einen mobilen Vorhang vor Blicken geschützt. Sitzgruppen aus ockerfarbenem Kunstleder fallen mir auf. Personen unterhalten sich dort. Es herrscht eine ruhige Atmosphäre. Umrahmt wird die Arena von den Patientenzimmern und einem langen Tresen, von dem aus die Pflegekräfte die Fläche im Blick haben. In der Mitte der Arena sehe ich ein riesiges Loch, das die Sicht auf die darunter liegende Etage ermöglicht. Zwei Frauen sitzen auf einem Sofa und stricken. *Die haben es gut, die sind bestimmt nicht eingesperrt. Die können sogar Tischkicker spielen.* Zurzeit ist dieser vereinsamt. Ein etwa 1,8 Meter hohes Metallgeländer begrenzt das Loch. In die Freiheit springen oder abseilen ist unmöglich, weil ein stabiles Netz aus dicken Kordelsträngen unsere Etagen trennt. *Vielleicht kann ich durch die Löcher schlüpfen. Ich bin schließlich ziemlich dünn. Egal, mit den Fluchtplänen beschäftige ich mich morgen.*

Die Pflegerin nimmt mich mit auf die entgegengesetzte Seite. In dem Zimmer, in dem ich ab heute bis sonst wann schlafen werde, ist es ruhig und dunkel. Ich erkenne ein leeres Bett am Fenster.

»Gute Nacht, Frau Männlein.« Leise schließt sich die Tür.

Ich schleiche mich an mein Bett. Zwei weitere sind belegt. In der ersten Klinik hätte diese Belegung bei mir Stress ausgelöst. Gerade stört es mich nicht. Im Gegenteil: Ich fühle Sicherheit. Nach dem Gang ins Badezimmer lege ich mich erschöpft ins Bett und schlafe ein.

Als ich am Morgen erwache, bin ich allein. Durch die Vorhänge kommt Licht. Ich ziehe sie auf, bin überwältigt. Schneebedeckte Wiesen, die in einen Laubwald münden – keine Gitterstäbe, kein Beton, nur pure Natur. Dieser Anblick packt mich emotional. Ich spüre Glück und Freude, ganz tief in mir drinnen.

Die Psychologin, die diese Station leitet, heißt Frau Wolf. Sie möchte mich sehen. Ihr Erscheinungsbild ist ein burschikoses. Sie ist groß und stabil und ihre Gesichtszüge sind grob. Die langen, hellgrauen, gekräuselten Haare sind streng zu einem Pferdeschwanz zusammengebunden. Ausnahmslos alle Haare, da lockert nicht eine Strähne die Spannung in ihrem Gesicht.

Im Aufnahmegespräch kann ich mich mit meinen Worten nicht zügeln.

»Die Klinik, aus der ich gestern zu Ihnen kam, hat sich meiner entledigt!«

Sie stellt mir Fragen zu meinem Werdegang, der häuslichen Situation und warum ich mich in einer psychosomatischen Klinik angemeldet habe. Bereitwillig gebe ich Antworten und darf ihr Zimmer verlassen.

Die Mitinsassen und Mitinsassinnen wirken auf mich freundlich und sind mir zugewandt. Ein älterer Herr kommt auf mich zu: »Hallo, ich bin Heinz, wie ist dein Name?«

»Ich heiße Rosa.«

»Wenn du möchtest, kannst du dich jederzeit zu uns gesellen. Wir sitzen dort drüben.«

Er zeigt auf die Sitzgruppe, die mir gestern aufgefallen ist.

»Lass dir Zeit und komm erst einmal an. Wenn du Fragen hast, bin ich für dich da.«

Ich bleibe zurückhaltend, bin erleichtert, weil die Leute scheinbar in Ordnung sind. Die gruseligen Fantasien, in eine Zwangsjacke gesteckt zu werden und Beruhigungsspritzen verpasst zu bekommen, haben sich nicht bestätigt. Im Gegenteil, etwas Merkwürdiges hat sich bei mir eingestellt. Ich spüre Angstfreiheit und Sicherheit – seltene Gefühle in meinem Leben. Mir passiert nichts. Ich werde beschützt, weil die Pflegekräfte auf mich aufpassen. Ich möchte nicht mehr hier weg. Ich will hier alt werden und sterben. Ich brauche diese Einrichtung für mein Leben.

8

Meine erste Visite in einer Psychiatrie steht an. Die gibt es leider auch. Ich habe sie verdrängt, weil mir Visiten nach meinen Erlebnissen Angst bereiten. Sie verheißen nichts Gutes. Mich zu verstecken funktioniert nicht, weil die Station zu klein ist. Die finden mich und dann gibt's Ärger. Ich will nicht, dass sich jemand über mich ärgert.

Ich zeige Mut und betrete den Raum. Damit, dass mir, grob überschlagen, acht junge, weiß gekleidete Schüler und Schülerinnen gegenübersitzen, habe ich nicht gerechnet. Uns trennt nur ein langer Tisch voneinander. *Was geht denn hier ab? Für einen Schulausflug ist dieser Ort nicht unbedingt geeignet,* denke ich im Hineingehen.

»Setzen Sie sich, Frau Männlein.«

Oh, Frau Wolf, die habe ich in dem ganzen Gewusel gar nicht bemerkt. Sie sitzt vor ihrem Rechner und bietet mir den Platz auf einem Stuhl neben der Tür an. Mir ist unwohl zumute. Sie stellt mir wieder Fragen, die ich wie beim ersten Kontakt wahrheitsgemäß beantworte. Plötzlich fegt mir ein Luftschwall aus ihrer Richtung ins Gesicht.

Sie schreit mich mit einer Inbrunst an, dass mir die Haare wegzufliegen drohen: »Hören Sie auf, sich ständig zu wiederholen! Das haben Sie mir jetzt schon zum zehnten Mal gesagt! Jetzt reicht's!«

Ich rechne kurz nach: *Das muss ein Irrtum sein. Bei zwei Kontakten zehnmal das Gleiche sagen? So gestört bin ich auch wieder nicht.*

Ich möchte das Zimmer verlassen.

»Darf ich gehen?«

»Ja, Sie dürfen.«

»Auf Wiedersehen«, sage ich.

»Tschüss«, antwortet sie laut und ruppig.

In meinem Entlassungsbrief wird stehen, dass ich kaum schwingungsfähig bin. Wahrscheinlich wollte sie ihren Schülern und Schülerinnen demonstrieren, wie sie meinen Schwingungszustand herausfindet. Anders kann ich mir den Vorfall nicht erklären.

Ich lege mich nach der Visite in mein Bett und schaue traurig aus dem Fenster. Es klopft und Frau Wolf betritt mein Zimmer.

»Haben Sie sich überlegt, wie es mit Ihnen weitergeht? Möchten Sie wieder in die Klinik zurück, aus der Sie gekommen sind?«

»Die wollen mich nicht mehr haben.«

»Wir werden mit der Klinikleitung telefonieren und schauen, ob doch noch eine Möglichkeit besteht. Wie geht es für Sie weiter, wenn die Klinik Ihnen eine Absage erteilt?«

»Ich werde definitiv nicht nach Hause fahren. Ganz bestimmt nicht. Ich fahre weiter in die nächste große Stadt und suche mir dort eine Klinik, die mich therapiert.«

»Bäh, bäh, bäh.« Frau Wolf ballt ihre Fäuste und kommt mit einer bedrohlich wirkenden Körperhaltung auf mich zu. »Sie verhalten sich wie ein kleines Baby. Wissen Sie das eigentlich?«

Mein Blick ist starr nach unten gerichtet. Ich wünsche mir, dass sie mein Zimmer verlässt. *Ich will allein sein und unter meiner Decke Schutz suchen.* Sie geht tatsächlich zur Tür. Ich schaue ihr traurig nach. Bevor sie aus dem Raum tritt, dreht sie sich zu mir um. Unsere Augen begegnen sich. Ihre Haltung ist sanfter. *Nichts für ungut*, lese ich in ihnen. Ich fühle mich ein wenig beruhigt.

Am gleichen Tag stellt sich heraus, dass die erste Klinik mich nicht zurücknehmen wird.

Die Ärztin, die mich aufnahm, unterbreitet mir einen Vorschlag: »Möchten Sie in unserem Haus die Therapie fortsetzen? Die Klinik verfügt über ein gutes Konzept mit umfangreichen Therapieangeboten, an denen Sie teilnehmen würden.«

Die Psychiatrie ist Teil von einem Gebäudekomplex. Untergebracht sind noch ein Krankenhaus und eine Einrichtung für psychosomatisch Erkrankte. Das war mir nicht bekannt und überrascht mich positiv.

Um zeitnah in Behandlung zu kommen, nehme ich das Angebot an. Ich möchte lernen, brauche das Werkzeug, um mich im Leben zurechtzufinden. Bis ein Platz auf der psychosomatischen Station frei ist, würde ich weiter auf der Geschlossenen bleiben, bietet mir die Ärztin an.

»Ich möchte hier am liebsten nie mehr raus.«

»Diese Einrichtung ist wie eine Käseglocke. Manche unserer Patienten und Patientinnen haben Schwierigkeiten, sie zu verlassen. Um vorwärtszukommen, müssen wir Sie darunter hervorholen, Frau Männlein.«

Weitere Tage bleibe ich in der Psychiatrie und lege die Scheu vor Menschen ab. Ich spüre Akzeptanz, bin integriert in die kleine Gemeinschaft, die sich an der Sitzgruppe trifft. Die junge geistig eingeschränkte Patientin Linda habe ich in mein Herz geschlossen. Sie hat die Angewohnheit, uns Mitpatientinnen in den Pulli zu fassen und zu zwicken oder unsere Bekleidung festzuhalten. Eine Pflegekraft benötigt große Kraftanstrengung, ihre Faust zu öffnen, um uns zu befreien. Ich bin über ihr Verhalten nicht verärgert, finde es lustig, wenn es mich betrifft. Zu anderen Gelegenheiten ist sie kuschelbedürftig. Dann sitzen wir eng nebeneinander. Diese Momente streicheln meine verletzte Seele.

Christian ist ein spezieller Typ. Er verlangt dem Personal eine Menge ab. Akut steckt er in einer Psychose und schafft es nicht, eine Minute seinen Mund zu halten oder still zu stehen. Mich beeindruckt der Mann. Er erzählt mir von seinen Projekten und wenn wir uns begegnen, lächelt er. An einem Tag fährt er sich so brenzlig hoch, dass alles verfügbare Personal von den Stationen herbeieilt, um ihn zu überwältigen. Wir müssen unsere Zimmer aufsuchen. Christian sehe ich zwei Tage nicht. Dann steht er vor uns. Er sieht erbärmlich aus. Seine Hose hängt auf halb acht, der Gürtel schleift auf dem Boden. Er versucht, ihn in die Laschen einzufädeln, es gelingt ihm nicht. Er schwankt, als hätte er einen massiven Rausch.

»Schön, dass du wieder da bist«, sage ich.

Er ist zu verpeilt, um zu reagieren.

Ich habe eine Idee, wie ich aus der Psychiatrie ausbrechen kann. Ich habe ein Schlupfloch gefunden. Dort könnte ich einen Versuch wagen. Die Balkontür ist es, die mich auf den Plan ruft. Seit ich hier bin, schaue ich mir immer wieder diesen schmalen Spalt an, der sich auftut, wenn ich die Glastür nach rechts schiebe. Es kribbelt mir in den Fingern, auszuprobieren, ob ich durchpasse. Ich kann mir vorstellen, dass andere Patienten und Patientinnen auch planten, die Psychiatrie vorzeitig auf diesem Weg zu verlassen. Da scheiterte es womöglich am Körperumfang. Der dürfte bei mir nicht das Problem sein.

Ich traue mich nicht, ärgerlich. *Ich bin ein Feigling! Was soll ich sagen, wenn eine Pflegekraft oder noch schlimmer Frau Wolf reinkommt und sieht, wie ich auf dem Boden liegend zwischen drinnen und draußen feststecke?*

»Öh, ich wollte nur mal eben frische Luft schnappen.«

Das glauben die mir nie. Nachher bekomme ich so eine Spritze wie Christian, das muss nicht sein. In ein paar Tagen werde ich freigelassen, da muss ich mir keinen Ärger einhandeln.

9

Der Umzug eine Etage tiefer ist geschafft. Die Station 5 liegt nicht unter der Psychiatrie, sondern in dem Flur auf der anderen Seite. Die Gestaltung ist identisch – mit einer Ausnahme. Es gibt kein Loch. Die Arena ist durchquerbar.

Ich komme in ein Dreibettzimmer. Hier gibt es ebenfalls spaltbreit aufschiebbare Türen, die auf einen unbenutzbaren Balkon führen. *Hm, vielleicht könnte ich den Versuch wagen …? Ich möchte doch nur wissen, ob ich durchpasse!* Ich traue mich auch diesmal nicht. Glücklicherweise ahne ich nicht, dass ich zu einem anderen Zeitpunkt den Drang zu sterben vor die Angst stelle.

Das Zimmer ist für zwei Patientinnen ausgelegt, das dritte Bett haben sie reingequetscht. Somit besteht der Raum aus drei Betten, zwei Schränken, einem Tisch, drei Stühlen und einer Freifläche von schätzungsweise 2,78 Quadratmetern. Sie ermöglicht, dass wir uns gerade so dem Mobiliar zuwenden können. Mir egal. Halt das Verstauen meines immensen Gepäcks wird eine Herausforderung. Ein halber Schrank steht mir zur Verfügung, der die Breite eines zusammengefalteten Pullovers hat. *Ach, was solls.* Ich lasse erst einmal alles so stehen und lege mich auf meinen Schlafplatz. Ich rolle mich zu einer Kugel zusammen und verharre in der Position. Das Bett ist bequem und gibt mir Sicherheit. Ich betrachte es als meinen privaten Raum, in den ich mich zurückziehen werde, wenn es mir schlecht geht.

Meine Zimmergenossinnen sind rücksichtsvoll. Sie lassen mich ankommen. Ich fühle, wie bitternötig ich es habe, die Erlebnisse hinter mich zu bringen und neu zu starten.

Ich lebe mich ein. Bis es zum ersten Vorfall kommt.

Weil ich auf das Eingesperrt-Sein und die Leute von der Psychiatrie nicht verzichten möchte, besuche ich die Station 7, wenn ich Zeit finde. Also ziemlich oft.

Bis Frau Wolf sich mir in den Weg stellt. »Frau Männlein, was machen Sie hier eigentlich immer?«

Ich antworte eingeschüchtert: »Ich besuche meine ehemaligen Mitpatienten und Mitpatientinnen. Ich habe sie alle so liebgewonnen und möchte gerne mit ihnen zusammen sein. Darf ich das denn nicht?«

Sie grinst mich verzweifelt an.

»Sie sollen sich um sich selbst kümmern. Hier oben ist nicht mehr Ihr Platz«, entgegnet sie scharf.

»Darf ich jetzt nicht mehr zu Besuch kommen?«

Mir wird komisch. In mir drinnen geschieht etwas, das sich nicht gut anfühlt.

»Darf ich wenigstens ein- oder zweimal die Woche zu Besuch kommen?«, flehe ich.

»Wir besprechen das im Team«, äußert sie und geht weiter.

Ein Pfleger lässt mich raus. Mir setzen Verlustängste zu. Ich gehe weinend die Treppe herunter auf meine Station, um mich an eine Pflegekraft zu wenden. Mit ihr möchte ich reden, damit ich ähnliche Situationen das nächste Mal besser bewältige.

Eine untersetzte, stark geschminkte Pflegerin mit blond gesträhnten Haaren hat an diesem Abend Dienst. Ich schaue sie mit Tränen in den Augen an.

»Ich darf nicht mehr zu Besuch auf Station 7. Mir tun die Menschen dort so gut, aber Frau Wolf möchte nicht, dass ich mich so oft dort aufhalte.«

Sie schaut mich mit strengem Blick an. »Das war doch von Frau Wolf eine ganz klare Ansage. Was haben Sie daran denn nicht verstanden?«

Sie schüttelt verständnislos den Kopf und bewegt ihre Schultern mehrmals hoch und runter. Mein Tränenfluss erstarrt. *Das ist also das Ergebnis, wenn ich mich Pflegekräften anvertraue. Diese Härte ertrage ich nicht.* Es geht mir schlechter als zuvor. *Was bringt das hier eigentlich alles?* Ich verliere den Mut und Motivation. Meine Gedanken wechseln in eine problematische Richtung. Das schlechte Gefühl kommt zurück. Irritiert setze ich mich zu vier Frauen, die in der Arena auf einer Couchgarnitur zusammensitzen und stricken. Sie lenken mich ab und beruhigen mich. Mir hilft das, um die hohe Spannung abzubauen.

Ich beginne auf der Station Kontakte zu knüpfen. Der Pflegerin vertraue ich mich nicht mehr an.

Mir gefällt das Therapieangebot und in der Gruppe werde ich akzeptiert. Dieses Gefühl stärkt mein Selbstbewusstsein. Ich bin mittendrin.

Weil ich für die Mahlzeiten mehr Zeit benötige als die anderen, bleiben ein paar von ihnen sitzen und wir unterhalten uns. Ich habe den Eindruck, dass sie sich gerne bei mir aufhalten. Es entstehen schöne Gespräche und ich lache intensiv. Ich taue auf und beginne mich zu entspannen. Der Wunsch, mich zurückzuziehen, legt sich.

Seit zwei Wochen bin ich auf der offenen Station. Die zweite Visite steht an. Relativ gefasst betrete ich den Raum und nehme auf dem bereitgestellten Stuhl Platz. Der Oberarzt Herr Dr. Albrecht leitet die Visite. Meine Psychologin Frau Pauli, eine weitere Psychologin, die Stationsärztin Frau Dr. Hertel, ihre Kollegin Frau Dr. Matern und ein Pfleger sind mit im Raum.

»Frau Männlein, wie geht es Ihnen?«, fragt Herr Dr. Albrecht.

»Ich komme zurecht, manchmal bin ich etwas albern.«

»Wie ich sehe, nehmen Sie keine Medikamente. Es wäre aber sinnvoll, die Therapie mit Medikamenten unterstützend zu begleiten.«

»Nein, auf keinen Fall. Ich möchte keine nehmen. Ich bekam mehrfach schwere Nebenwirkungen von Medikamenten. Ich habe zu viel Angst.«

Herr Dr. Albrecht schaut zu Frau Pauli. »Da Frau Männlein Medikamente ablehnt, empfehle ich die Entlassung in ein bis zwei Wochen. Wie sehen Sie das, Frau Pauli?«

Ich sehe sie nicken.

Herr Dr. Albrecht wendet sich an mich. »Ihre Krankenkasse wird die Kosten nicht weiter übernehmen, wenn Sie keine Medikamente nehmen. Wir können Ihren Aufenthalt hier dann nicht mehr bei Ihrer Kasse rechtfertigen. Da haben wir keinen Einfluss drauf.«

»Aber ich bin noch nicht so weit. Ich bekomme das immer noch nicht hin mit dem Leben-Wollen.«

Fassungslos und betäubt verlasse ich die Visite.

Ich hatte mich bemüht zu essen und ein wenig zugenommen. Begierig hatte ich Wissen in mich aufgesaugt, um voranzukommen.

Nach dem Vorfall in der Visite verändert sich etwas. Ich breche innerlich zusammen und gebe aus dem Tiefsten meiner Seele heraus auf. Still und stumm geworden lege ich mich in mein Bett. Esse nicht zu Abend, ich habe keinen Hunger. Es beginnt die düsterste Nacht, seit ich lebe. Ich plane meinen Tod. Am folgenden Tag um die Mittagszeit will ich losgehen. Ich weiß, durch welche Tür ich das Gebäude verlasse, was ich anziehe und wo ich hingehe. Die Nacht über liege ich apathisch im Bett. Ich stehe am Morgen nicht für das Frühstück auf, nicht für die Morgenrunde und nicht für das Psychologengespräch um 9:00 Uhr. Ich liege da ohne eine Regung.

»Frau Männlein, ich möchte Sie für unsere Einzeltherapiesitzung abholen.« Frau Pauli steht im Zimmer, ihre Mappe unter den Arm geklemmt.

»Das macht keinen Sinn mehr«, sage ich leise, kaum hörbar, ins Nichts stierend.

»Dann lassen Sie uns darüber reden, was keinen Sinn mehr macht.«

Ich schaue sie an.

»Kommen Sie«, sagt sie freundlich.

Ich setze mich langsam auf und blicke an mir runter.

»Im Schlafanzug?«

»Ziehen Sie sich etwas anderes an und kommen dann in den Besprechungsraum, okay?«

Ich nicke ihr zu und wenig später sitze ich ihr schräg gegenüber.

»Was Herr Dr. Albrecht wegen der Kostenverweigerung der Krankenkasse sagte, das stimmt so nicht. Das hätte er nicht sagen sollen«, stellt Frau Pauli klar.

Die anschließenden Worte meiner Psychologin höre ich kaum, weil ich gefangen bin in unerträglicher Traurigkeit, Verzweiflung und Einsamkeit. Sie bekommt mich nicht beruhigt.

»Wie sieht es mit Ihren Suizidgedanken aus?«

»Warum fragen Sie mich das gerade jetzt, Frau Pauli?«

Ich mache eine Pause, denke nach. *Was soll ich denn sagen?* Ich fühle, dass ich ihr diese Frage wahrheitsgemäß beantworten muss.

»Ich will heute Mittag fortgehen, um mir das Leben zu nehmen!«

Für die Klinik ist die Zeit gekommen, um zu handeln. Frau Pauli bittet mich in mein Zimmer, um auf die Ärztin Frau Dr. Hertel zu warten. Sie setzt in meinem Therapiebüchlein den Status von fünf (freie Bewegung innerhalb und außerhalb des Klinikgeländes) auf zwei (das Klinikgebäude darf nicht verlassen werden). Eine außerordentliche Teamsitzung findet mit Herrn Dr. Albrecht, Frau Dr. Hertel und mir in seinem Arztzimmer statt.

»Sind Sie mir böse?«

Ich verstehe nicht, was er meint.

»Warum soll ich Ihnen denn böse sein?«

Er informiert sich über meinen Suizidplan und meine Verfassung. Er will keinen Fehler machen. Nichts übersehen, die richtigen Entscheidungen treffen. Beiläufig nehme ich wahr, wie Frau Dr. Hertel in einer Affengeschwindigkeit die gesagten Worte in ihren Computer einträgt. *Wie kann ein Mensch nur so schnell tippen?* Meine Gedanken schweifen ab.

10

Wenn ich mich strikt an die Regeln halte, bleibe ich auf der Station. Wenn ich dagegen verstoße, komme ich in die Geschlossene. Gegen die Maßnahmen wehre ich mich nicht. Ich nehme sie an, weil ich fühle, gehalten zu werden und ich weiß, dass mein »Team« auf mich aufpasst. Ich kann mich aus meinen Händen geben und führen lassen. Das ist wichtig, um Kraft zu sammeln.

In meiner Verantwortung liegt, jede Stunde am Empfang mitzuteilen, wie es mir geht. Abends ist die letzte Meldung um 20:00 Uhr. Ich muss mitmachen, sonst werde ich in die Psychiatrie verlegt und von dort aus entlassen.

Einen Tag nach dem Vorfall gibt es ein erneutes Ereignis. Nach dem Abendessen bin ich auf die 7 gegangen, um mich einschließen zu lassen. Frau Wolf hat mir einen Besuch zweimal in der Woche gestattet. Da einige aus der Gruppe entlassen worden sind, setze ich mich zu den Verbliebenen und einer Neuen. Wir unterhalten uns. Im Augenwinkel bemerke ich eine Patientin auf uns zukommen.

»Die ist unheimlich. Die hat sich mit Drogen abgeschossen und kommt nicht mehr runter«, flüstert mir die Neue ins Ohr.

Beim Anblick dieser Frau breitet sich bei mir ein mulmiges Gefühl aus. Ihr Alter schätze ich auf Ende 20. Sie ist schwarz gekleidet, wirkt ungepflegt. Ihre Augen, sie machen mir Angst. Da sie bei uns stehen bleibt, entsteht ein Gespräch. Auf eine Äußerung meinerseits verändert sich ihre Haltung.

»Was hast du gerade gesagt? Du spinnst doch, du blöde Kuh!«

Sie schaut mir drohend und finster in die Augen. Ihre Hände verkrampfen sich und ihr Körper bäumt sich in meine Richtung auf. Mir wird schlecht und ich bekomme Bauchschmerzen. Die Frau verschwindet zum Glück. Meine Schmerzen nicht. Sie nehmen zu und die Übelkeit wird schlimmer. Ich begebe mich auf meine Station.

Weil ich anfange zu zittern, mache ich mich im Bad fertig und gehe ins Bett.

»Tina, kannst du bitte dem Pfleger Bescheid sagen, dass ich krank bin und ob es in Ordnung ist, wenn ich nicht zur letzten Meldung vorkomme?«

Tina ist eine meiner beiden Zimmergenossinnen. Sie schaut betrübt zu mir und macht sich in die Arena zum Pfleger.

»Herr Bartel will, dass du trotzdem vorkommst. Es tut mir leid.«

»Ist okay«, sage ich.

Die Arena ist menschenleer. Herrn Bartel sehe ich nicht. *Ob er im Stationszimmer ist?* Mir wird schwarz vor Augen. Ich stürze und scheuere mir das Handgelenk an dem rauen Teppichboden auf, rapple mich hoch und begebe mich zum Tresen. Dort setze ich mich auf den Stuhl. Herr Bartel tritt aus dem Stationszimmer.

»Ich bin eben auf Station 7 in eine bedrohliche Situation geraten. Jetzt stimmt mit mir etwas nicht. Ich glaube, ich habe Fieber und mein Kreislauf macht schlapp. Können Sie mir bitte Blutdruck messen?«

Der Blutdruck ist in Ordnung. Ich zittere am ganzen Körper, fühle mich elend. Meine Temperatur liegt bei 38,6 Grad. Ich darf mich ins Bett legen. Herr Bartel bringt mir Decken, weil ich so friere, und Wasser zu trinken. *Ich glaube, er hat da irgendetwas reingemischt, das schmecke ich raus. Vielleicht zum Fieber senken?* In dieser Nacht, in der ich kaum schlafe, entscheide ich, nicht mehr auf die 7 zu gehen.

Am Morgen ist es mit der Fürsorge vorbei. Ich bitte Tina erneut, eine Pflegekraft zu holen. Mir geht es nicht besser. Ich fühle mich schlapp und fiebrig. Eine Pflegerin betritt das Zimmer.

»Jetzt stellen Sie sich nicht so an. Wenn ich mich mit so vielen Decken zudecken würde, dann wäre mir auch heiß«, braust sie los.

Ich entgegne schlapp: »Wenn ich mich aufdecke, fange ich sofort an zu frieren.«

Sie liest den Wert vom Thermometer ab.

»38 Grad.«

Diesen notiert sie auf einem Zettel.

»Mit 38 Grad Temperatur gehe ich noch arbeiten. Sie melden sich jede Stunde am Empfang, so wie es mit Ihnen besprochen wurde«, sagt sie, dreht sich um und geht.

Ich sehne mich nach Zuwendung und Empathie. Es ist für mich ein Lebenselixier.

Pfleger und Pflegerinnen, die uns zugewandt sind und sich Zeit für unsere Sorgen nehmen, verkörpern die andere Seite. Sie sind Balsam für unsere traurigen Seelen. Eine Patientin erzählt mir, dass die Klinik bis vor zwei Jahren keine Psychosomatik hatte. Es gab nur die geschlossenen Stationen. Bei einem Teil des übernommenen Personals, das heute im psychosomatischen Bereich arbeitet, ist die Haltung zu Patienten und Patientinnen eine abgestumpfte, gefühllose und unsensible. Ich verstehe nun, warum die zwischenmenschlichen Beziehungen schwierig sind und empathische Worte rar vergeben werden.

Ein kleines Beispiel: Wir dürfen uns nicht trösten, umarmen und uns nicht in den Zimmern besuchen. Eine Patientin möchte einer Mitpatientin Trost spenden, weil sie gerade in einer Krise steckt. Das entgeht der Pflegerin nicht. Sie stürmt ins Zimmer und schreit die beiden enthemmt an. Eine weint bitterlich.

Ich brauche um mich herum Harmonie. Eine friedliche Atmosphäre ist für mein Wohlbefinden essenziell. Also treffe ich eine Entscheidung, die außer Kontrolle gerät.

Ich sitze wie jeden Morgen in der Morgenrunde und bin an der Reihe, über meine Gefühle zu berichten. Das mache ich und zur Sicherheit, damit nichts schiefläuft, habe ich den Text am Vortag auswendig gelernt.

»Es herrscht hier ein Klima der Angst und Einschüchterung ...« Päuschen meinerseits.

Im Augenwinkel erkenne ich, wie mich ein verständnisloser Blick der Pflegerin schweift.

»Wie kommen Sie darauf?«, fragt sie in einer ungewohnt neuartigen, piepsigen Stimmlage.

Eine heftige Diskussion entbrennt, an der ich mich nicht beteilige, weil sie mir zu persönlich wird. Vonseiten der Klinik wird die ausgeartete Thematik gestoppt. Immerhin: Ich sprach mein Anliegen aus und hoffe, dass es intern aufgegriffen wird. Ich habe es für die Nachfolgenden getan und weiß, dass es das Richtige war.

Routine stellt sich ein. Meine Angst nimmt ab, die Meldungen zu verpassen. Weil ich zuverlässig bin und sich mein Zustand stabilisiert, erhöht Frau Dr. Hertel das Meldeintervall auf zwei Stunden.

Was das Lernen anbelangt, mache ich Fortschritte. Das umfangreiche Therapieangebot bringt mich voran. Ich sauge viel Wissen auf. Feldenkrais ist zu meiner neuen Leidenschaft geworden. Es geht um das Praktizieren kleinster Bewegungen. Diese sollen meine Bewusstheit sensibilisieren und verbessern. Unser Therapeut Herr Schiffer sagt, dass sich Feldenkrais positiv auf die körperliche und seelische Gesundheit auswirkt. Ich merke den Effekt in den Therapiestunden.

Mit Engagement betätige ich mich zudem in der Ergotherapie, die täglich stattfindet. Tonwaren wie Teller und Tassen stelle ich her und bemale sie. Nicht nur das Gewicht dieser erschaffenen Kunstwerke ist ordentlich, das Volumen ebenfalls. Ich darf am Ende alles mitnehmen. Die Herausforderung wird sein, die Beförderung bruchsicher zu organisieren.

Frau Pauli hat zwei Wochen Urlaub. Frau Dr. Hertel übernimmt die Vertretung. Eine kompetente und engagierte Ärztin. Sie macht eine Imaginationsübung mit mir, bei der ich gedanklich einen sicheren Ort erschaffe, an den ich mich zurückziehen kann, wenn es mir schlecht geht oder ich Angst habe. Meinen sicheren Ort habe ich auf einer grünen, saftigen Kräuterwiese gefunden. Es ist Sommer und bunte Schmetterlinge fliegen umher. Ich stehe barfuß im Gras, spüre den Wind und die warmen Sonnenstrahlen auf meinem Gesicht. Der Duft frischer Kräuter steigt mir in die Nase. Lockeres Buschwerk erkenne ich weiter hinten. Auf der Wiese steht ein alter ausladender

Laubbaum. Dicke Äste verzweigen sich in einer Höhe von etwa zwei Metern. Am linken Ast hängt eine breite, alte Holzschaukel, die von dicken Tauen gehalten wird. Ich gehe darauf zu, setze mich darauf und beginne zu schwingen. Meine Haare wehen im Wind und ich spüre, wie die warme Luft mein Gesicht umströmt. Ich fühle mich frei und gelöst.

Frau Dr. Hertel bittet, dass ich mich von meinem sicheren Ort verabschiede. Mit ruhigen Gedanken kehre ich ins Hier und Jetzt zurück und stelle fest, dass ich das gute Gefühl mitgebracht habe. Zu Übungszwecken soll ich den Ort regelmäßig aufsuchen.

Die Ärztin versorgt mich zudem mit Arbeitsmaterial zum Thema Lebensziele. Was sind Lebensziele und vor allem gute? Wie erstelle ich sie und wie mache ich sie erreichbar? Ich soll kurz-, mittel- und langfristige Ziele finden und diese aufschreiben. Die beiden Einzeltherapien sind hilfreich und motivieren mich. Ich spüre, dass es mir besser geht.

11

Wir haben am Vormittag diese furchtbare Visite. Ich steigere mich in meine Angst hinein. Das kann ich gut! Deshalb beschließe ich, mich heute nicht in den Terminplaner einzutragen, in der Hoffnung, vergessen zu werden. Falls es bemerkt wird, werden sie mich nicht finden, weil ich mich verstecke. In dem Gebäudekomplex kenne ich mich mittlerweile aus. Unbemerkt verlasse ich meine Station und schlendere in den Kellerfluren im Krankenhaustrakt umher. Schließlich lande ich bei meinem Mototherapeuten Herr Schiffer. Ich erzähle ihm von meinem Dilemma mit der Visite. Er hilft mir. Wir erarbeiten eine Strategie, wie ich die Zusammenkunft vernünftig überstehe.

»Setzen Sie sich bitte so hin, wie Sie in der Visite sitzen würden.«

Ich setze mich auf seinen Stuhl. Meine Beine stehen nebeneinander, etwas zurückversetzt. Den Boden berühre ich nur mit meinen Zehenspitzen. Die Hände liegen unter meinen Oberschenkeln, die Handflächen zeigen nach unten.

»Sie nehmen eine Fluchthaltung ein«, bemerkt er. »Belassen Sie Ihre Handflächen unter den Oberschenkeln, drehen Sie diese bitte um, so dass sie nach oben zeigen und stellen Ihre Beine im 90°-Winkel auf. Fühlen Sie nach, wie sich Ihre Haltung verändert.«

»Ich kann es fühlen, Sie haben recht! Dadurch, dass meine Handflächen nach oben zeigen, kann ich mich nicht mehr von der Sitzfläche abstoßen. Ich fühle, wie ich mich halte und mir Sicherheit gebe.«

Mit weiteren wertvollen Tipps und einer respektablen Eigenmotivation begebe ich mich auf die Station. *Vielleicht sind die schon durch,* hoffe ich.

Tina kommt aufgeregt auf mich zu: »Rosa, du wirst gesucht. Du bist die Einzige, die noch fehlt. Die warten alle auf dich.«

Schambehaftet erkläre ich den Anwesenden der Visite mein Verhalten. An ihren Blicken erkenne ich, dass sie sich damit abfinden, dass ein normaler Ablauf bei mir nicht möglich ist. Zum Glück bekomme ich keinen Ärger.

Draußen ist es gefährlich! Ich darf das Gebäude verlassen, aber ich traue mich seit meinem Statuswechsel nicht mehr raus. Selbstverständliches wie die Schuhe und die Jacke anzuziehen und in der Winterlandschaft die frische, kühle Luft einzuatmen, ist für mich undenkbar. Mich blockiert die Angst.

Ich musste am Tag meiner akuten Krise in die Hand der Ärztin und Psychologin hineinversprechen, dass ich mir nichts antue. Einen Suizidvertrag habe ich zusätzlich unterschrieben. Da sind diese Gedanken in mir: *Was ist, wenn ich rausgehe und mein Versprechen breche? Wenn ich wie ferngesteuert loslaufe zu diesem Ort und meinen Plan in die Tat umsetze? Es ist zu gefährlich.*

Ich habe schon Angst hinauszuschauen. Eine Mitpatientin hat die Idee, die Tür zu öffnen, damit ich die Geräusche höre. Ich will nicht. Ich ziehe mich zurück ins Gebäude, in die Sicherheit. *Wie soll das weitergehen? Ende Februar, vielleicht früher, werde ich entlassen.* Ich will mit meinem Mann nach Portugal fliegen. Der Flug ist seit Monaten gebucht. Wir besitzen dort ein Anwesen, auf das ich später noch eingehen werde. Bis zum Zeitpunkt der Entlassung muss ich es hinbekommen. Ich bitte Frau Dr. Hertel, mir zu helfen.

»Das müssen Sie allein schaffen«, sagt sie.

»Ich bin doch hier, um zu lernen. Wie soll ich das allein schaffen?«

Zweieinhalb Wochen war ich nicht mehr draußen. Ich bitte meine Ergotherapeutin Frau Eichler um Hilfe. Sie ist in meinem Alter. Eine große, schlanke und engagierte Frau mit einem liebevollen Lächeln.

»Ich schließe Ihnen diese Tür neben dem Ergotherapieraum auf. Sie führt nach draußen. Sehen Sie zu dem langen, vom Gebäude abgehenden Flur des Neubaus. Eine Tür in diesem Flur führt direkt ins Freie. Können Sie sie sehen?«

Hier ist alles voller Glaswände wie ein Irrgarten, wo ist der Flur und wo ist die Tür? Ich bin verwirrt, gerate unter Druck, weil ich nicht gleich den beschriebenen Bereich sehe.

»Ich sehe den Flur und die Tür, die ins Freie führt«, sage ich erleichtert.

»Prima, dann stehen Sie auf, laufen durch den Flur und gehen aus der Tür ins Freie.«

»Aber … Der Gedanke macht mir Angst. Es ist wirklich viel zu gefährlich!«

Ich ziehe meine Schultern vor.

»Sie können mich die ganze Zeit sehen. Nur zwei kleine Schritte gegenüber von der Tür, durch die Sie ins Freie gelangen, ist diese hier.«

Sie zeigt auf die Tür neben dem Ergotherapieraum.

»Sie kommen dort ins Gebäude zurück. Es sind zwei Schritte.«

Ich überprüfe mit meinen Augen ihre Aussage.

»Ich werde es versuchen«, sage ich und gehe in den langen Flur.

Vor der Tür bleibe ich stehen. Gegenüber in dem anderen Flur sehe ich Frau Eichler, sie lächelt mir zu. Mir ist übel. *Es kann nichts passieren*, sage ich mir, Mut zusprechend. *Also los. Nee, noch nicht.* Ich atme tief durch und öffne die Tür. Eilig springe ich durch den Schnee und öffne panisch den anderen Eingang, als ob ich vor einem Tiger fliehe, der mich jeden Moment zum Zerfleischen packen will. Auf meiner Haut spüre ich die Wärme des Gebäudes. Ich bin in Sicherheit. Mir laufen die Tränen. Frau Eichler nickt mir zu.

»Lassen Sie uns eine Übung machen, um die Anspannung zu lösen.«

Sie holt den Rest der Gruppe aus dem Therapieraum. Wir stellen uns in einen Kreis.

Die Übung heißt: Den eigenen Körper abklopfen.

Wir heben die Arme in die Höhe. Die rechte Hand klopft die Innenfläche des linken Arms beginnend von der Handfläche über den Arm diagonal zur rechten Hüfte ab. Dann das Gleiche, nur umgekehrt. Die linke Hand klopft den rechten Arm bis zur linken Hüfte ab. Wir beugen uns zu den Füßen und klopfen mit einer Hand von der Innenseite des rechten Fußes hoch bis zum Schlüsselbein und auf der anderen Körperseite runter bis zum linken Fuß. Anschließend

Körper abklopfen

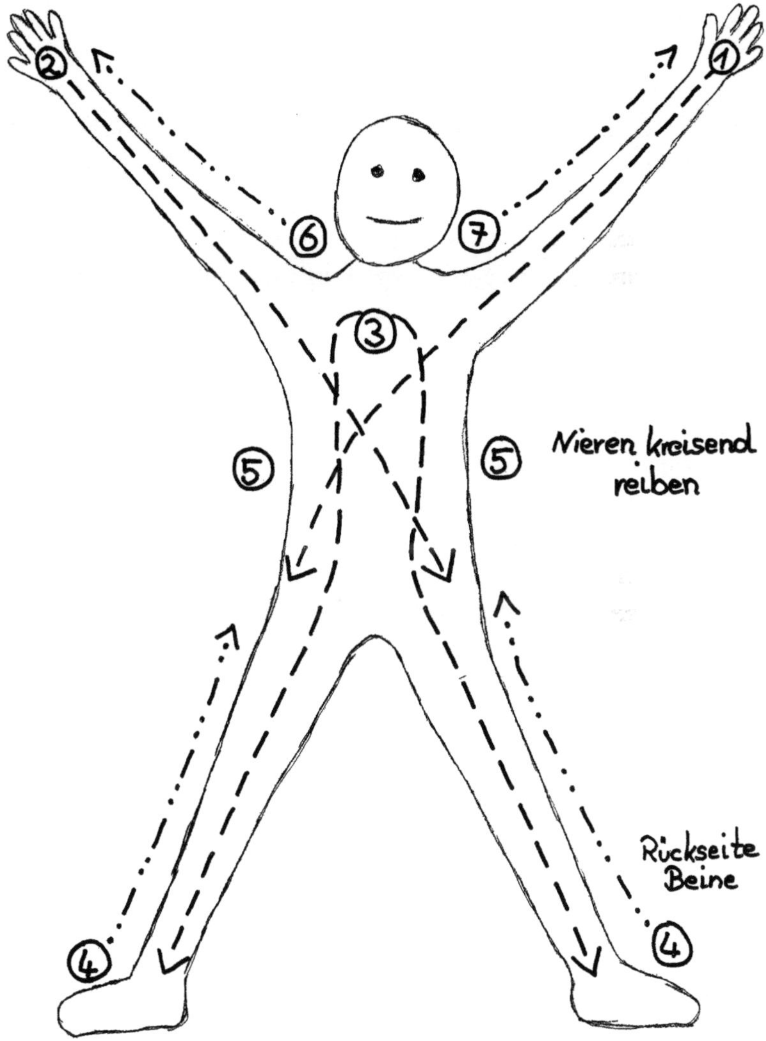

sind die Außenseiten der Beine dran. Erst rechts vom Fuß bis zur Hüfte, dann links vom Fuß bis zur Hüfte. Wir legen anschließend beide Hände an unsere Nieren und reiben diese langsam kreisend. Jede Sequenz wiederholen wir dreimal. Zum Schluss klopfen wir uns gegenseitig den Rücken ab. Das tut gut! Ich liebe es, den Körper abzuklopfen und abgeklopft zu bekommen, weil dabei die Anspannung verschwindet.

Ich mache Fortschritte beim Rausgehen! Mit der Zeit gelingt es mir, durch Türen, die weiter entfernt sind, hinauszugehen. Bis sich eine Gewohnheit einstellt. Ein Stück Freiheit ist zurückgekehrt.

Katastrophal ist die Esserei. Das läuft nicht an.

Eine Psychologin, die auf der Station arbeitet, sagt mir: »Wenn Sie weiter abnehmen, dann werden wir Sie irgendwann nicht mehr erreichen.«

Ich weiß nicht, wie das mit dem Essen funktioniert. Ich bekomme es nicht hin. Hoffnungslosigkeit spielt eine Rolle. Die vorzeitige Entlassung steht im Raum, das bereitet mir Sorgen.

Die Worte von Herrn Dr. Albrecht habe ich in meinen Ohren. »In ein bis zwei Wochen steht Ihre Entlassung an, Frau Männlein!«

Ich bin in der dritten Woche und könnte kurzfristig entlassen werde. Ich spüre starken Druck und heute ist Visite, die eine Entscheidung bringen kann. *Möglich, dass sich die neue Oberärztin vorstellen wird. Wieder eine Frau. Hoffentlich ist sie nicht streng.* Herr Dr. Albrecht ist wegen eines besseren Jobangebotes in eine andere Klinik gewechselt. Schade, vor Männern habe ich weniger Angst.

Mein Psychologe Herr Hoffmann fragte mich am Anfang unserer therapeutischen Zusammenarbeit: »Warum haben Sie eigentlich mich als Psychologen gewählt und keine Frau? Nach Ihren Erfahrungen wäre es für Sie doch einfacher, mit einer Psychologin zu reden.«

Ich entgegnete: »Wenn ich von einem Hund (okay in meinem Fall waren es sechs Hunde) gebissen werde, bedeutet es nicht, dass mich jeder Hund beißt, dem ich begegne.«

»Frau Männlein, Sie sind dran«, kommt es von hinten. Ich erschrecke.

Neiiiiiiin, aber da muss ich durch. Wieder so viele Offizielle im Raum. Das macht mich unruhig.

»Bitte setzen Sie sich«, sagt Frau Dr. Hertel. Und weiter: »Das ist Frau Dr. Sender, die neue Oberärztin.«

»Hallo, ja, hm.« Mehr kommt aus meiner Richtung nicht.

Warum schaut sie mich so komisch an? Ich senke mal lieber den Kopf, zur Sicherheit.

»Was glauben Sie, wie wir Sie bei Frau Dr. Sender beschrieben haben, damit sie sich ein Bild von Ihnen machen kann?«

Ich blicke kurz hoch. »Labil?«

Bei dieser Antwort schlägt sich meine Stirn gleichzeitig in Quer- und Längsfalten, als ob sie versuche, aus den sich bildenden Wulsten ein Fragezeichen zu formen. Ich spiele mit meinen Ärmeln. Das mache ich oft, wenn mit mir gesprochen wird. Ich ziehe an den Ärmelenden, bis meine Hände darin verschwinden. Anschließend versuche ich, die Nähte und die Ränder beider Ärmel aufeinanderzulegen. Schön parallel. Der Rest meines Körpers macht ebenfalls irgendetwas Unruhiges. Ich kann das nicht verhindern. Mein Leib tut, was er will.

»Frau Männlein, in den letzten beiden Wochen haben Sie an Gewicht verloren. Wir werden Sie in unserem Hause unter der Bedingung weiter therapieren, dass Sie einen Essvertrag unterschreiben«, klinkt sich Frau Dr. Hertel in meine Gedankenwelt rein.

»Ich darf bleiben? Sie wollen mich noch nicht entlassen? Ich danke Ihnen, dass Sie mir das anbieten. Ich brauche ein wenig Druck von außen, dann wird es sicher besser klappen.«

Erleichterung macht sich in mir breit.

12

Am Nachmittag sitze ich im Flur vorm Arztzimmer von Frau Dr. Hertel und warte, hereingebeten zu werden. Wir wollen das Essverträgliche besprechen. Ich bin guten Mutes, denn es geht aufwärts. Eine Glastür, die den langen Flur teilt, öffnet sich. *Oh, die leitende Psychologin Frau Wolf von der Geschlossenen wurde freigelassen,* denke ich im Spaß. Mit poltrigen Schritten bewegt sie sich über den Flur an mir vorbei.

Das ist meine Gelegenheit, ich werde mit ihr Frieden schließen: »Guten Tag Frau Wolf, wie geht es Ihnen?«

Sie dreht sich um. Ihr Blick verhärtet mehr als normal. Ihr Körper spannt sich an. Sie hebt die Schultern, ballt ihre Hände zu Fäusten – und kommt auf mich zu.

»Sie fragen mich, wie es mir geeeeht?« Ihr Stimme scheint sich zu überschlagen.

»Ich werde das doch mal fragen dürfen«, sage ich kleinlaut.

»Ja, fragen dürfen Sie. Gut geht es mir.«

Sie dreht sich kopfschüttelnd um. Ich schaue ihr nach. Am Aufzug bleibt sie stehen und blickt auf die Tür. Sie schüttelt immer noch den Kopf und grinst sich einen. *Sie benimmt sich in der Geschlossenen genauso unkontrollierbar wie außerhalb. Egal, ich habe mein Ziel erreicht.*

Frau Dr. Hertel öffnet mir die Tür und bittet mich herein. Wir setzen uns an den Computer. Dort ist das Dokument aufgerufen, das ich unterschreiben soll.

»Diesen Vertrag haben wir einer anderen Patientin ausgehändigt, sie erfüllte die Bedingungen. Sicher werden Sie es auch hinbekommen. Bestandteil ist, dass Sie jede Woche 700 Gramm zunehmen. Schaffen Sie diese Vorgaben nicht, werden Sie in die Psychiatrie verlegt und anschließend entlassen.«

Mein Gehirn kollabiert. *Geht das schon wieder los. Das ist noch schlimmer als in der Klinik davor.*

»Ich schaffe das nicht, Frau Dr. Hertel. Diesem Druck werde ich nicht standhalten, der ist zu hoch.«

Sie lässt sich auf keine Diskussion ein. Ich muss unterschreiben.

»Versuchen Sie es doch einfach mal«, sagt sie.

Die Ärztin ist gut. Wenn der Versuch scheitert, lande ich in der Klapse.

»Kann mir denn jemand dabei helfen, es zu schaffen?«

»Nein, Frau Männlein, das müssen Sie allein hinbekommen.«

Betäubt verlasse ich ihr Zimmer und treffe eine Entscheidung. Ich werde versuchen zuzunehmen. Wenn ich wegen Nichterfüllung meines Vertrages weggesperrt werde, beende ich in der Psychiatrie mein Leben. Das kann keiner verhindern, niemand wird mich abhalten.

Benommen von den Neuigkeiten öffne ich meine Tür und stehe vor der nächsten Baustelle. Gegenüber von meinem Bett liegt eine neue Patientin. Zwei Tage waren wir zu zweit, da Jana entlassen wurde. Die Neue ist unruhig und extrovertiert. Sie überfordert mich in dem Moment, wo ich sie zum ersten Mal sehe. Die Anspannung steigt. Mein Karton, der auf meinem Schrank stand, ist weg! Er ist jetzt auf einem anderen, und zwar auf ihrem!!!! *Sie darf doch ohne zu fragen meine Sachen nicht einfach umräumen!* Dann verstehe ich, was das soll. Über meinem Schrank, der am Fußende meines Bettes steht, hängt ihr gemieteter Fernseher. Er ist angeschaltet und wirft flackernde Bilder in den Raum. Mein Sicherheitsbereich ist zerstört. Jetzt flackern zwei Fernseher, die ich beide sehe, wenn ich im Bett liege. Einer ist von Tina, der andere von der Neuen. Ich nicke der Neuen begrüßend zu und lege mich ins Bett. Ich bekomme nichts mehr verarbeitet. *Das wird mir zu viel. Nur raus hier. Ich werde das Zimmer nicht mehr betreten, nie mehr! Zum Glück habe ich gleich Musiktherapie.*

Wir sitzen in der Runde. Der Raum ist bestückt mit wertvollen Musikinstrumenten. Die Klinik hat eine Menge Geld in die Ausstattung investiert. In einem breiten Schrank liegen weitere Instrumente in verschiedenen Größen. Ich wähle am liebsten die leisen, warm klingenden.

Wir teilen unsere Stimmung mit. Ich bin heute die Dritte.

»Es geht mir sehr, sehr schlecht«, sage ich, schaue dabei auf den Boden und lächle.

Schlimme Botschaften verpacke ich oft mit Weglächeln. Das irritiert mein Gegenüber, weil das Gesagte mit meiner Mimik nicht übereinstimmt. Möchte ich meinem Gesprächspartner nicht zu viel zumuten oder mir nicht? Ich weiß nicht, warum ich das mache. Heute irritiere ich mit meiner Haltung die Musiktherapeutin.

»Frau Männlein, Sie sagen, es geht Ihnen sehr, sehr schlecht, aber lächeln dabei. Wie passt das zusammen?«

Ich nicke, ohne aufzuschauen. Der Patient links von mir gibt seine Stimmung wieder. Währenddessen breche ich zusammen. Das Gefühl ist übermächtig, nicht kontrollierbar. Ich erzähle von meinen Ängsten. Dass ich bei Nichterfüllung meines Essvertrages in die Geschlossene muss und dann entlassen werde, und berichte vom Vorfall mit der neuen Zimmergenossin. Die Mitpatienten und Mitpatientinnen zeigen Mitgefühl. Ich ringe um Fassung, möchte die Therapie verlassen, weil mein Verhalten störend ist. Die anderen sagen, dass ich bleiben soll. Wir beginnen nach der Stimmungsrunde mit der Auswahl der Instrumente. Ich suche mir das Klavier aus, wohinter ich mich verstecke und etwas beschützt fühle. Die Therapeutin unterbricht mehrmals das Programm, weil dieses tiefe Gefühl der Ohnmacht immer wieder über mich hereinbricht. Der seelische Schmerz und die Angst, es nicht zu schaffen, lösen unkontrollierbare Weinattacken aus. Sie bietet mir ein Gespräch nach der Therapie an. Dort bekomme ich mich ein wenig stabilisiert.

Auf meine Station kehre ich nicht zurück. Vier Stunden bin ich verschwunden, schlendere durch die Flure. Vom psychosomatischen Trakt ins Krankenhaus. Ich möchte zur Notaufnahme. Dorthin, wo ich vor knapp sechs Wochen mit den Rettungssanitätern ankam. Der Bereich wirkt heller. Das kann am Tageslicht liegen. Die Betonwände erscheinen nicht mehr bedrohlich. Mich zieht es ins Untergeschoss. Ich gehe gerne in Keller von Krankenhäusern. Es ist dort gruselig und die Ablenkung tut mir gut. Ich laufe an der Pathologie vorbei. Beim

Holen des Essenswagens müssen wir dort entlang und haben überlegt, was in dem Raum abgehen könnte. *Ob dort Leichen liegen …?* Ich fühle mich wie ein Kind, das etwas Verbotenes macht und aufpassen muss, nicht erwischt zu werden. Ich versuche zu vermeiden, gesehen zu werden. Ich spiele Verstecken im Untergrund. Ein kribbeliges Gefühl breitet sich in meinem Bauch aus. Der Keller eignet sich gut für mein Spiel.

Ich komme an einem Raum vorbei, in dem Wäschewagen stehen. Wie ich dort hinkomme, merke ich mir. Für alle Fälle. Er könnte mein Versteck werden. Im Anschluss suche ich ein ruhiges Plätzchen, um mich einzurichten und die Vorfälle des Tages zu überdenken. Meinen beschützten Platz, mein Bett, habe ich verloren. Im Gebäude ist es schwierig, einen Rückzugsort zu finden. Ich möchte mich den Blicken von vorbeilaufendem Krankenhauspersonal entziehen. Dann finde ich einen vermeintlich ruhigen Ort in der ersten Etage des Krankenhauses, nahe einer Heizung. Der Flur endet vor einem bodentiefen Fenster. Ich stelle einen Stuhl davor, damit ich hinausschauen kann.

Durch das Fenster beobachte ich Schneeflöckchen. Krankentransportwagen fahren vorbei, um unter dem Betondach der Notaufnahme zu halten. Mittlerweile ist es dunkel geworden. Der Schnee verändert sein Aussehen. Im Schein der Außenbeleuchtung funkelt und glitzert die Oberfläche. Ich liebe diesen Anblick und kann mich nicht lösen.

»Benötigen Sie Hilfe? Ich sehe Sie jetzt schon eine ganze Weile hier sitzen. Geht es Ihnen gut?«

Eine Ärztin steht neben mir.

»Vielen Dank, dass Sie nachfragen. Es ist alles in Ordnung.«

So schön dieses Plätzchen ist, blöderweise gibt es einen Haken an solchen Örtchen. Der Haken hier ist, dass auf der anderen Seite der Wand eine Tür eingebaut ist. Das ist an sich nichts Schlimmes, wenn diese Tür nicht der Eingang zu einer Toilette wäre. Der Raum wird nicht so häufig besucht wie eine Bahnhofstoilette, nur fast.

13

Ich falte an meinem schönen Plätzchen einen Schmetterling aus goldener Glitzerfolie. Sie ist um eine Praline gewickelt. Wir bekamen sie heute von unserer Musiktherapeutin geschenkt. Zunächst kümmere ich mich um die Praline. Ich werde sie gaaaanz langsam essen, wie wir es in der Achtsamkeitstherapie gelernt haben. Eine Übung für das Erleben der Gegenwart:

Ich konzentriere mich auf das Geräusch, das beim Öffnen der Folie entsteht, ein leises Knistern. Ich fühle die Beschaffenheit unter meinen Fingerkuppen und beobachte, wie sich der Glanz beim Bewegen verändert. Mmh, mir steigt der Geruch von Schokolade und Haselnuss in die Nase. Ich schließe die Augen und achte auf meinen Tastsinn. Vorsichtig berühre ich die große Schokoladenkugel. Sie hat kleine, unregelmäßig grobe festsitzende Körner auf ihrer Oberfläche. Ich halte die Kugel ruhig in den Fingern und bemerke, wie die schmelzend zarte Creme die Seiten wechselt. Mir fällt auf, wie der Speichelfluss einsetzt. Ich beiße hinein, köstlich! Meine Lippen berühren sanft die raue Struktur. Die Schokoladenkruste zerplatzt und ich stoße mit den Zähnen auf einen Widerstand. Mit meiner Zunge ertaste ich die Struktur und den Geschmack. Die Schicht ist glatt und geschmacklos. Ich beiße etwas fester zu. Meine Zähne durchbrechen die dünne Schicht und ich komme auf eine widerstandslose Masse, süß und cremig. Meine Beißerchen möchten da schnell durch, aber zum Wohle der Übung bremse ich sie und kontrolliere meine Kaumuskulatur. In Zeitlupentempo bewegen sich meine Zähne aufeinander zu, um kurze Zeit später erneut auf einen Widerstand zu stoßen. Dieser ist härter und es braucht ordentlich Druck, damit er mit einem Knacken nachgibt.

Die restliche Zeit fröne ich zum Wohle der geschmacklichen Lust.

Eine nette Übung, die mir nebenbei hilft, mich ans Essen heranzuführen.

Nun sitze ich an diesem schönen Plätzchen und falte aus der Pralinenfolie einen Schmetterling. Ich setze ihn mir aufs Knie und schaue ihn an. *Wie spät es sein mag? Was wird passieren, wenn ich die Abendrunde verpasse? Vielleicht bekomme ich Ärger oder werde entlassen.* Mich beunruhigen meine Gedanken. Es ist Zeit, auf meine Station zu gehen. Zuvor biege ich in eine Toilette ab, nicht in die neben meinem schönen Plätzchen, die ist für das Personal vorgesehen. Ich stinke furchtbar unter den Armen. Das viele Weinen und die Angst haben mich ordentlich zum Schwitzen gebracht. Der Geruch geht durchs Waschen nicht weg. Er hängt in den Klamotten fest. *Na prima!*

Ich betrete die Station. Die Pflegerin der Abendschicht steht angespannt hinter dem Tresen. Ein Großteil meiner Mitpatienten und Mitpatientinnen hat sich in der Arena versammelt. Sie warten auf den Beginn der Abendrunde. *Das habe ich gut abgepasst,* denke ich.

»Ich habe doch gewusst, dass du wiederkommst!«, ruft Peter erfreut.

Peter ist manisch-depressiv und gehört auf die Nachbarstation. Bei uns hält er sich lieber auf. Ich hatte nicht darüber nachgedacht, dass mich jemand vermissen könnte. Aber gut, ich wurde nach dem Vorfall in der Musiktherapie über Stunden nicht gesehen.

In der Abendrunde erzähle ich Belangloses vom Tag. Anschließend ist Essen angesagt. Ich habe keine Lust.

Das Abendessen wurde für mich aufbewahrt. Ich sitze allein im Speiseraum und will anfangen. Da bekomme ich Schmerzen an der linken Flanke. Es tut echt weh! *Da hat sich was verklemmt!* Ich stehe auf und gehe zu der Pflegerin.

»Ich habe starke Schmerzen in der linken Flanke.«

Sie: »Und was soll ich da machen?«

Boah, das war ja wieder klar. Wieso teile ich mich überhaupt mit?

Sie: »Trinken Sie doch'nen Teeeee.«

Ich drehe mich enttäuscht von ihr weg und setze mich an den Esstisch zurück. Beobachtet wird die Szenerie von ein paar Mitpatientinnen, die in der Arena am Tisch sitzen und stricken. Ich versuche zu essen. Mir fällt das Einatmen schwer, weil das die Schmerzen verschlimmert. Meine Hände fangen an zu kribbeln und kurze Zeit später verformen sie sich. Ich kann sie nicht mehr bewegen! Sie sind aneinander festgeklebt!

»Schau mal Vanessa, meine Hände sind verkrüppelt.«

Vanessa ist zwar Patientin, aber zugleich Ärztin. Sie läuft zur Pflegerin. Zwei Patientinnen kommen zu mir. Vanessa erscheint mit der Pflegerin.

Diese brüllt: »Alle sofort raus hier!«

Das war eindeutig. Keiner traut sich zu widersprechen.

Nachdem sie alle aus dem Speiseraum geschmissen hat, sagt die Pflegerin abermals zu mir: »Trinken Sie mal einen Tee.«

»Wie soll ich denn mit diesen verkrüppelten Fingern eine Tasse halten?«, frage ich bockig.

Sie übernimmt die Funktion meiner Hände und ich trinke ein paar Schlückchen.

»Gehen Sie in Ihr Zimmer, Frau Männlein.«

»Da gehe ich nicht mehr rein.«

»Dann setzen Sie sich bitte wieder hin.«

Zu den anderen, die sich in einer angrenzenden Räumlichkeit aufhalten, sagt sie: »Keiner geht zu Frau Männlein.«

Die Pflegerin verschwindet. Keine Ahnung, wo sie hin ist und ob sie jemals wiederkommt. *Mir geht es schlecht und sie lässt mich hier zurück.* Weil die Unruhe stärker wird, stehe ich auf und bewege mich Richtung Tür. *Schließlich hat sie zu mir gesagt, dass ich in mein Zimmer gehen kann. Also kann ich auch woanders hingehen. Das mache ich jetzt einfach.* Ich merke schnell, dass das nicht die beste Idee ist. Mich schwindelt es und ich schlage auf dem Boden auf, zwischen der Tür von der Arena und dem Speiseraum. Rums!

Meine Brille fliegt weg und mein schöner glitzernder Schmetterling. Ich nehme einen Aufschrei aus Richtung der Strickerinnen wahr. Sie laufen zu mir, wollen mir hochhelfen.

»Alle weg hier!«, ruft's von hinten.

Wo kommt die denn jetzt plötzlich her? Ich setze mich benommen auf und rutsche neben die Tür, an die Wand des Speiseraums.

Sie: »Setzen Sie sich bitte gescheit auf den Stuhl.«

Ich: »Geht nicht, ich kann nicht aufstehen.«

»Doch, das können Sie. Ich will nicht, dass die anderen Patienten und Patientinnen Sie auf dem Boden sitzen sehen. Zudem möchte ich die Tür schließen.«

Warum spricht sie so gereizt?

»Ich möchte allein sein«, sage ich und schaue auf den Boden.

»Ich lasse Sie nicht mehr allein. Gleich kommt die Ärztin. Jetzt setzen Sie sich bitte auf den Stuhl.«

Mein Schmetterling ist unter den Tisch geflogen. Ich drehe mich in seine Richtung. Die Koordination lässt zu wünschen übrig. Zudem sind meine Hände noch etwas steif. Konzentriert und unter Beobachtung der Pflegerin gelingt es mir, den Schmetterling leicht zerdrückt zu bergen. Schwerfällig rapple ich mich auf, setze mich auf den Stuhl und bewege mich nicht mehr. *Vielleicht vergisst sie ja, dass ich hier bin, und verlässt den Raum.*

Die Tür öffnet sich. Mit einem liebevollen Lächeln betritt Frau Dr. Matern den Speiseraum und setzt sich neben mich.

»Frau Männlein, was ist denn vorgefallen? Sind Sie mit Absicht in der Nähe der anderen Patientinnen zusammengebrochen, damit Sie Beachtung finden?«

Jetzt mal langsam. Das muss die Pflegerin ihr gesagt haben. Sie denkt wohl, dass ich das nur gespielt habe. Mir wird nicht geglaubt. Ich bin doch keine Lügnerin. Diese Anschuldigung bedrückt mich.

»Nein, wie kommen Sie denn darauf? Es ist folgendermaßen gewesen …« Und ich erzähle ihr alles.

Von der Vertragsunterschreibung bei Frau Dr. Hertel mit der Angst, bei Nichterfüllung in der Psychiatrie zu landen. Von dem Vorfall der neuen, Raum-einnehmenden Patientin. Dem Zusammenbruch in der Musiktherapie, meinem stundenlangen Rückzug und dem Schmerz in der linken Flanke, der mir die Luft zum Einatmen nahm, woraufhin ich hyperventilierte. Beim Aufstehen vom Esstisch folgten der Schwindel und Sturz.

Sie hört mir zu und ermutigt mich, mir weniger Druck zu machen.

»Gehen Sie in Ihr Bett und ruhen Sie sich aus. Aber vorher machen Sie am besten einen Abstecher in die Dusche.«

Sie scheint es auch zu riechen.

»Ich gehe nicht mehr in mein Zimmer. Da ist die Neue drin. Ich bleibe hier und esse weiter.«

Die Ärztin lächelt und verabschiedet sich. Ich bin ruhiger und die Schmerzen lassen nach. Ich löffle meinen Grießbrei. Wenn ich den geschafft habe, muss ich den Joghurt essen. Alles verschwindet oral in meinem Körper. Im Anschluss begebe ich mich ins Fernsehzimmer, das wir bis 22:00 Uhr nutzen dürfen. Bis 2:16 Uhr liege ich auf dem Relax-Sessel. Der Nachtpfleger erscheint.

»Es wird Zeit, ins Bett zu gehen. Versuchen Sie es bitte.«

Ich schaue ihn an und nicke.

Vor meinem Zimmer bleibe ich stehen. Nichts von drinnen zu hören. Langsam drücke ich die Klinke runter. Stille im Zimmer. *Das ist gut,* denke ich. Ich werde mutiger und bewege mich auf Zehenspitzen ins Bad, um mich fertigzumachen. Der schwierigste Teil steht mir noch bevor – ohne Geräusche zu verursachen ins Bett zu gelangen. *Die Neue darf auf keinen Fall wach werden.* Ich setze mich auf die Bettkante – das Bett quietscht. Meinen Oberkörper lege ich nach rechts um, gaaanz langsaaaam. Die Beine sind dran. Ich hebe sie in Zeitlupe an und dirigiere sie nach links. Mein Herz schlägt bis zum Hals, meine Augäpfel treten aus den Höhlen hervor, das Gesicht verspannt und verformt sich zu einer Fratze. Nicht unbedingt aus Angst, sondern weil diese Form des Zu-Bett-Gehens eher einer hoch anspruchsvollen gymnastischen Übung gleicht. *Puh, geschafft.* Um Geräusche zu vermeiden, verharre ich in erstbester Position und schlafe ein.

Hätte ich dem ersten Eindruck eine zweite Chance gegeben, dann wäre mir am Vortag aufgefallen, dass die Neue, sie heißt Manuela, ganz nett ist. Am Morgen kann ich von meinem Bett aus vorsichtig Kontakt knüpfen. Sie mag Katzen wie ich. Es entwickelt sich ein Plausch, der ausbaufähiges Potenzial besitzt.

14

Seit ich rausgehe, gibt es eine Begleiterscheinung. Mein unkontrollierbares Innen-Ich meldet sich bei den Ausflügen. An einem Abend spaziere ich am klinikeigenen Fischteich entlang. Da entsteht ein Drang, ins eisige Wasser zu gehen. Ich bekomme Angst und laufe ins Gebäude. Ein anderes Mal lege ich mich in den Schnee und will liegen bleiben. Weil mich diese Erlebnisse verunsichern, berichte ich Frau Dr. Hertel und Frau Pauli in der Zimmervisite davon. Hätte ich lieber meinen Mund gehalten. Meine Offenbarung ist der Einstieg in qualvolle Geschehnisse.

»Frau Dr. Hertel, ich wollte nachfragen, ob ich in Begleitung einer Mitpatientin das Klinikgelände verlassen darf?«

Beide sind nach meiner »Beichte« dabei, mein Zimmer zu verlassen.

Frau Dr. Hertel dreht sich zu mir um und sagt mit verzweifeltem Lächeln: »Wir müssen uns jetzt erst einmal besprechen.«

Am Nachmittag sitze ich mit den anderen im Therapieraum. Wir haben soziales Kompetenztraining.

Die Tür öffnet sich und Frau Pauli schaut in die Runde. »Frau Männlein, ich möchte Sie bitten, mitzukommen.«

Mir ist mulmig.

»Ich habe doch gar nichts gemacht.«

An ihrem Blick erkenne ich, dass sie nicht mit sich diskutieren lässt. Widerwillig und mit Schamgefühl durchschreite ich den Kreis derer, die nicht mitgehen müssen.

Frau Pauli bringt mich in ein Besprechungszimmer auf unserer Station. Heute besteht mein Team einschließlich mir aus vier Personen. Frau Dr. Hertel sitzt am Computer – wo sonst? Frau Dr. Sender leitet das Gespräch ein: »Frau Dr. Hertel und Frau Pauli haben mir berichtet, dass Sie sich draußen in gefährliche Situationen bringen wollten.«

»Ja, das stimmt. Ich verstehe nicht, was mit mir los ist. Es fühlt sich an wie ein Drang, dem ich nachgehen möchte.«

»Wir haben heute Donnerstag. Am Wochenende ist die Station mit weniger Personal besetzt. Wir würden es gerne sehen, wenn Sie auf die Station 7 gehen.«

»Nein auf keinen Fall. Das können Sie mir nicht antun. Ich flehe Sie an, bringen Sie mich nicht auf die 7!«

Frau Dr. Hertel schaltet sich ein: »Warum wollen Sie denn nicht dorthin?«

»Auf der 7 gab es einen Vorfall mit einer Patientin. Als ich dort zu Besuch war, geriet ich in eine bedrohliche Situation. Im Anschluss bekam ich starke Bauchschmerzen und Fieber. Hier auf der Station 5 ist es ruhiger. Ich werde mir nichts antun, wirklich nicht.«

Während ich rede, mache ich mich klein. Meine Hände sind in den Ärmeln vergraben und ich stelle parallele Linien her. Ich sitze stumm auf dem Stuhl und schaue nach unten.

Ich finde nicht, dass dieser Zustand lang anhält.

Okay, ich erschrecke schon, als Frau Dr. Sender zu reden beginnt: »Sie machen mir den Eindruck, als seien Sie dissoziativ, Frau Männlein. Wissen Sie, was das ist?«

Mit halb geöffneten Augen schaue ich zu ihr: »Nein, keine Ahnung, was Sie meinen.«

»Kurz gesagt ist ein dissoziativer Zustand eine Reaktion auf traumatische Erlebnisse oder Stress. Das Erleben trennt sich vom Bewusstsein ab.«

Mit gesenktem Kopf spiele ich mit meinen Ärmeln. *Ich muss doch wohl mal darüber nachdenken dürfen, was die mir da so erzählen. Ich kann halt manchmal nicht so schnell antworten.*

»Ich möchte Ihnen ein verträgliches Medikament gegen Dissoziation verschreiben. Damit haben andere Patienten von mir gute Erfahrungen gemacht«, sagt Frau Sender lauter.

Denkt sie, ich wäre eingeschlafen?

»Nein, auf keinen Fall. Ich nehme keine Medikamente. Ich habe schlimme Nebenwirkungen durch Medikamente bekommen.«

Frau Dr. Hertel wendet sich an Frau Dr. Sender: »Was ist das für ein Medikament?« »Es heißt Niltrizin und

gehört zu den Opioid-Antagonisten und wird zur Entwöhnung eingesetzt.« »Kennen Sie das?«

Frau Dr. Hertel schüttelt den Kopf. Ich beobachte genau, was da vor sich geht und mir ist bewusst, dass ich, wenn ich nicht kooperiere, in der Klapse lande.

»Was hat das Medikament für Nebenwirkungen?«, frage ich.

Frau Dr. Sender antwortet: »Mir sind keine bekannt.«

Ich sitze in der Sackgasse. Ich muss verhindern, dass ich auf die 7 komme.

»Also gut, ich nehme es.« Mir ist nicht wohl beim Aussprechen meiner Worte.

»Auch wenn es sicher nicht im Sinne von Frau Dr. Hertel und Frau Pauli ist, denke ich, dass ich es verantworten kann, erst einmal davon abzusehen, Sie am Freitag auf die 7 zu bringen.«

Hellwach schaue ich Frau Dr. Sender an.

»Vielen Dank«, sage ich freudig, bevor wir mit der Vereinbarung auseinandergehen, dass heute mit dem Medikament gestartet wird.

Es ist Donnerstag, 15:45 Uhr. Ich gehe zum Pfleger an den Tresen, um mir die halbe gelbe Tablette abzuholen. Er achtet darauf, dass ich sie runterschlucke. Den Gefallen tu ich ihm. Es geht um meine Freiheit. Um 16:00 Uhr steht im Erdgeschoss Entspannungstherapie in der Gruppe auf dem Plan. Wir machen eine Fantasiereise. Die Hälfte von uns liegt, die andere sitzt. Weil es zu wenige Matten gibt, habe ich mich zu einer Mitpatientin gekuschelt. Die Fantasiereise geht 60 Minuten. Der Geschichte kann ich gedanklich gut folgen. Im Laufe der Therapie beginne ich, mich unwohl zu fühlen. Schwindel setzt ein. Nach der Stunde, es ist 17:00 Uhr, gehe ich die Treppe hinauf und öffne die schwere Glastür zur Station. Es zieht mich in mein Bett. Mit mir stimmt was nicht.

Um 19:30 Uhr kommen Tina und Manuela von der Abendrunde ins Zimmer.

»Rosa schläft noch«, flüstert Manuela.

»Ich habe nicht geschlafen. Mir geht es schlecht.«

»Soll ich den Pfleger holen?«, fragt Tina.

Ich nicke.

Pfleger Sebastian kommt an mein Bett. Meine Augen flackern, ich kann sie nicht ruhig halten. Der Pfleger geht, um sein Stethoskop zu holen.

»Heben Sie bitte Ihren Arm.«

Mein Arm liegt unter der Decke, diese ist viel zu schwer, um ihn darunter hervorzubekommen. Mein Körper ist bleischwer und gleichzeitig federleicht.

»Ich schwebe.«

»Was?«

»Ich schwebe«, wiederhole ich. »Ich liege nicht mehr auf meiner Matratze.«

»Ich hole die Ärztin.«

»Nein, ich will nicht, dass eine Ärztin kommt«, nuschle ich in des Pflegers Richtung.

»Das entscheide ich«, sagt er und geht.

Ich spüre meine Arme und Beine kaum. Mein Körper fühlt sich betäubt an. Wie wenn ich eine Spritze vom Zahnarzt bekommen hätte. Danach weiß ich zwar noch, dass ich eine Lippe habe, spätestens beim Trinken ist sie irgendwie verschwunden und das Wasser läuft mir über die Klamotten.

»Na, Frau Männlein, was ist denn heute wieder passiert oder haben Sie irgendetwas eingenommen?«

Die Ärztin schaut mich fürsorglich über ihren Brillenrand an. Ich kenne sie von der 7 und freue mich, sie wiederzusehen. Ich bin zu schwach, um meine Freude zu zeigen. *Was geschehen ist, wollte sie doch gerade wissen. Keine Ahnung, wovon sie spricht.*

»Nix ist geschehen, ich habe nur das Medikament nicht vertragen, das ich heute von der Klinik bekommen habe«, sage ich leise.

»Das kann nicht sein, Sie haben nur 0,25 mg eingenommen. Davon kommt das nicht.«

Die Ärztin bleibt einige Minuten bei mir, das tut mir gut. Ich verfolge sie mit den Augen, als sie zur Tür geht.

»Sie können mich jederzeit rufen lassen, wenn es Ihnen schlechter geht. Ich werde den Pfleger bitten, bei Ihnen noch einmal Blutdruck zu messen.«

Ich nicke ihr zu.

Der Pfleger schaut am späten Abend vorbei.

»Die Ärztin sagt, ich soll noch mal Blutdruck gemessen bekommen. Sie brauchen das nicht zu machen.«

»Ich werde tun, was ich für richtig halte«, entgegnet er mir selbstsicher, bevor er das Zimmer verlässt.

Tina grinst mich an und ich schwach zurück.

Er kommt nicht wieder.

15

Die Nacht ist der Horror. Ich habe panische Angst, meine Augen zu schließen. Ich sehe riesige Köpfe und Figuren, die mir Angst machen. Mir macht es Angst zu liegen. Mir macht es Angst, in diesem Bett zu liegen. Mein Bett war ein sicherer Ort. Nun ist es ein Ort des Grauens. Ich kann nicht liegen bleiben! Also zerknautsche ich meine Zudecke und lege sie schräg am Fußende der Matratze an meinen Schrank. Obendrauf kommt das Kissen. Mit meiner Kuscheldecke, die ich von zuhause mitgebracht habe, decke ich mich zu. Ich sitze schräg im Bett und versuche, die Müdigkeit von mir fernzuhalten. *Nur nicht die Augen schließen!*

In der Nacht geht die Tür leise auf. Ich bekomme es nicht mit, bis die Nachtschwester vor mir steht und sich zu Tode erschreckt. Nicht meine Schuld!

Meine Empfindungen verbessern sich und Energie kehrt in meinen Körper zurück. Die Zeit verbringe ich weiterhin sitzend, mit offenen Augen im Dämmerzustand.

Tina hat eigene Not. Ihre Blase ist die Schwachstelle. Sie muss auf Toilette – ständig. Wir grüßen uns jedes Mal, wenn sie aufs Örtchen geht. Als sie erneut aufsteht, schaue ich beiläufig zu ihr und beginne zu lachen. Tina schließt sich mir an. Ich lache mich schwindelig, weil ich nicht aufhören kann. Der Anblick ihrer Silhouette vor der Fensterscheibe ist der absolute Brüller. Tina trägt auf ihrem Kopf eine dicke Wollmütze. Den Abschluss bildet eine große Bommel. Die angestauten Ängste, seelischen Schmerzen und die Verzweiflung lösen sich in diesem Lachanfall. Ich bin dankbar für das befreiende Geschenk, das mich in positiver Weise in der Gegenwart hält.

Am Morgen lege ich mich ordentlich ins Bett und schlafe ein, kurz, immerhin. Das Herumkramen von Manuela weckt mich, es ist Zeit zum Aufstehen. Ich fühle mich gerädert und schlapp.

Mich zieht's ins Bad, weil's drückt. Ich entledige mich von einem beeindruckend großen und ordentlich kleinen Geschäft. Diese Details mitzuteilen ist notwendig, um die folgenden Ereignisse zu verstehen. Ich komme aus dem Bad und höre vor unserer Tür Geräusche. Entsetzt schaue ich Manuela an.

»Bitte nicht! Ich glaube, die wollen mich wiegen!«

Ich möchte nicht andeuten, dass ich betrüge – doch, das möchte ich. Ich geb's zu! Bei anstehenden Gewichtskontrollen gehe ich nach dem Wiegen auf Toilette, nicht davor, das macht doch keinen Sinn! Essgestörte machen das so. Das ist in unseren Kreisen gang und gäbe.

Ich scheine in der Nacht nicht den besten Eindruck hinterlassen zu haben. Sonst würde die Morgenschwester nicht mit einem fahrbaren Wiegestuhl in der Tür stehen. *Ich bin doch nicht gehbehindert*! Ohne die Möglichkeit, meinen morgendlichen Gewichtsverlust aufzufüllen, setze ich mich mit Unbehagen auf das Gefährt. Ich rühre mich nicht, die Pflegerin rührt sich nicht. *Kein gutes Zeichen*, denke ich und drehe mich zu ihr um.

»Was wiege ich?«, frage ich mit angstvoller Stimme.

Ich warte nicht auf ihre Antwort. Ich kann die Zahl auf der Digitalanzeige ablesen.

»47,6 Kilo!«

»Scheiße«, sage ich laut und deutlich.

Das Wort ist mir aus Versehen rausgerutscht.

»Das kann nicht sein«, sage ich, springe auf, tripple im Schlafanzug quer über die Arena und stelle mich auf die Standwaage.

Dort hatte ich 24 Stunden zuvor 48,1 Kilo gewogen. *Mist, die Waage zeigt auch 47,6 Kilo. Ich kann trotz Toilettengang nicht innerhalb von 24 Stunden 500 Gramm abgenommen haben? Oje, das gibt Ärger. Wenn mein Team mich fragt, kann ich begründen, warum das passiert ist,* versuche ich mir einzureden.

Von den Eindrücken gezeichnet, ziehe ich mich an. Es ist Zeit zum Frühstücken. Bevor ich den Speiseraum betrete, schlucke ich die zweite Tablette. Mir ist nicht wohl dabei, auch wenn die Ärztin sagte, dass mein Zustand nicht darauf zurückzuführen ist. Ich weiß es besser, weil ich nie zuvor so etwas erlebt hatte. Aber gut, ich gebe dem Ganzen eine weitere Chance, mir bleibt nichts übrig.

Einige Mitpatienten und Mitpatientinnen sitzen am Frühstückstisch. Sie nehmen mich in ihre Mitte. Gegenüber von mir sitzt Tanja. Das ist die Patientin, mit der ich am Vortag auf einer Matte lag. Tanja hat mir gegenüber Mutterinstinkte entwickelt, obwohl sie jünger ist. Ihr entgeht nicht, dass sich mein Zustand verändert. Ich erzähle von der Tablette, die ich eingenommen habe.

»Rosa, du musst anfangen zu essen. Es ist nicht gut, die Tablette auf nüchternen Magen zu schlucken.«

Tanja ist in Sorge. Ich brauche lange, bevor ich von meinem Brötchen abbeiße. Zu viel Zeit vergeht. Beim ersten Bissen merke ich, dass etwas nicht stimmt. Es fehlt die Spucke. *Mein Mund ist ausgetrocknet! Das Brötchen löst sich nicht auf!* Ich kaue auf trockenem Getreide herum.

Ich schaue Tanja an. »Ich habe keine Spucke mehr.«

»Ich sehe das.«

Mein Kopf ist schwer, er kippt seitlich weg. Ich kann ihn nicht halten.

»Du musst trinken, Rosa.«

Tanja hält mir meine Tasse hin. Ich trinke einen Schluck. Den anderen entgeht nicht, dass mit mir etwas nicht stimmt.

»Tanja, ich kann nicht in den Morgenkreis.«

»Doch du schaffst das, ganz bestimmt.«

Meine Beine sind schlapp und ich glaube jeden Moment zusammenzubrechen.

Ein Teil meiner Mitpatienten und Mitpatientinnen steht in der Arena und wartet auf den Beginn der Morgenrunde. Ich laufe stumm und apathisch durch die Gruppe hindurch zum Gruppenraum. Um mich herum bekomme ich nicht viel mit. Ich setze mich auf einen der Stühle. Ich bin die Erste. Das kam noch nie vor. Der Raum füllt sich. Frau Dr. Hertel und Frau Pauli nehme ich wahr und die Pflegerin vom Morgenwiegen ist anwesend. Ich habe Angst. *Was geschieht mit mir?* Ein Patient neben mir eröffnet die Runde. Er gibt an mich weiter.

»Frau Männlein, wie geht es Ihnen?«, fragt Frau Dr. Hertel aufrichtig interessiert.

»Mir geht es überhaupt nicht gut.« Ich schaue sie verschoben an.

»Lassen Sie uns gemeinsam rausgehen.«

Sie geht Richtung Tür. Ich erhebe mich schwerfällig. Nach einem oder zwei Schritten halten mich meine Beine nicht mehr aufrecht. Ich breche zusammen. Die anderen in der Runde erschrecken, keiner traut sich aufzustehen. Meine Psychologin und die Pflegerin bleiben ebenfalls sitzen. Später habe ich erfahren, dass Tanja über dieses Verhalten wütend wurde und dies im Morgenkreis äußerte. Die beiden haben anscheinend gedacht, dass ich simuliere.

Frau Dr. Hertel prüft meinen Puls.

»Frau Männlein?« Ihre Worte dringen zu mir durch.

»Können Sie aufstehen? Kommen Sie, ich helfe Ihnen.«

Von ihr gestützt verlasse ich den Raum. Draußen stehen zwei Sessel. Ich bekomme den ersten, sie setzt sich auf den daneben.

»Schauen Sie mich an. Ich möchte, dass Sie diese Übung nachmachen.«

Frau Dr. Hertel hält ihren Arm nach vorne und beklopft ihn von der Schulter bis zur Hand und zurück. Dann den anderen Arm und die Beine von der Hüfte zu den Füßen. Es fällt mir schwer, den Kopf zu ihr zu drehen. Noch schwerer ist es, die Übung nachzumachen. Meine Koordination lässt mich im Stich. Sie sagt, was ich machen soll, doch es gelingt mir nicht. *Die Beine soll ich abklopfen*, erinnere ich mich. *Wie komme ich denn da dran?* Ich sehe, wie meine Ärztin ins Stationszimmer eilt. Ihr Kittel weht, so schnell ist sie unterwegs. Mein Oberkörper fällt durch die Schwerkraft auf meinen Schoß. Mein Kopf kommt in Höhe der Waden zum Erliegen und blickt in Richtung Ärztin. Ich streichle meine Hausschuhe schlapp und matt mit meinen Händen, die beim Zusammenklappen meines Körpers neben meinen Füßen aufschlugen. *Jetzt möchte ich mich am liebsten gehen lassen, meinen Körper an die Schwerkraft übergeben und vom Sessel auf den Boden plumpsen.* Frau Dr. Hertel gerät in mein Blickfeld und kommt verkehrt herum eilig auf mich zu. *Was hat sie denn da in der Hand?* Ich rapple mich mit Mühe auf. Mein Kopf schwankt hin und her.

»Das sind ätherische Öle. Welchen Geruch mögen Sie gerne, Pfefferminze oder Lavendelöl?«

Ich kann ihren Worten kaum folgen. Irgendwann sind sie bei mir angekommen.

Ich flüstere: »Pfefferminze.«

Sie träufelt mir zwei Tropfen auf ein Tuch.

»Halten Sie sich das unter die Nase«, sagt sie laut und motivierend.

Das ist nicht so einfach. *Nase*?

Frau Dr. Hertel verbringt intensiv Zeit damit, mich zu mobilisieren. Sie ist mir zugewandt, für mich da und spielt mit mir nette Spielchen, zum Beispiel das Tier-ABC. Vergisst sie, welcher Buchstabe dran ist, helfe ich ihr auf die Sprünge. Ich glaube eher, sie testet, wie weit mein Gehirn noch richtig tickt. Im Anschluss machen wir eine Fingerübung.

»Fühlen Sie sich fit genug, dass wir reingehen können?«

»Ich versuche es.«

»Entschuldigt, dass ich euch erschreckt habe«, sage ich beim Betreten des Raumes zur Gruppe.

Sie sind erleichtert, mich wiederzusehen. Ich bleibe sitzen, als die anderen zu ihren Therapien aufbrechen. Ich habe Einzel-Psychotherapie.

16

Frau Pauli kommt auf mich zu. »Fühlen Sie sich im Stande für ein Einzel?«

»Ja, ich will unbedingt Therapie machen. Bitte fragen Sie mich irgendetwas.«

Ich drifte weg. Meine Augen schließen sich. Ich merke es nicht, Frau Pauli schon. Sie stampft ihren Stuhl auf dem Boden auf. *Muss sie mich so erschrecken, kann sie mich nicht anders zurückholen?*

Das Einzel bringt überhaupt nichts. Wir sprechen über meinen Wunsch nach einem dicken roten Kater, weil meiner verstorben war. Ich bin zu verpeilt, ihren Worten zu folgen, verliere erneut einen Teil meines Verstandes. Frau Pauli bricht die Therapie ab und begleitet mich in mein Zimmer. Bis zum Mittagessen bleibe ich im Bett.

Wir sitzen am Esstisch. Ich will anfangen zu essen, als eine Pflegerin den Speiseraum betritt. Ich kann sie nicht sehen, weil ich mit dem Rücken zu ihr sitze, dafür umso besser hören.

»Frau Männlein, können Sie bitte mitkommen?«

Oh nein, was habe ich denn jetzt wieder angestellt? Was soll ich machen? Sie hat mich bestimmt längst gesehen.

Betäubt von der Morgentablette stehe ich auf und gehe mit.

»Bitte setzen Sie sich vor das Zimmer von Frau Dr. Hertel.«

Sie will mich untersuchen wegen heute Morgen, geht es mir durch den Kopf.

Mein Gehirn macht eine Pause, sonst wäre mir aufgefallen, dass sich das Arztzimmer mit weiterem Personal füllt. Die Tür geht auf und eine Pflegerin bittet mich herein. Der Raum ist so voll mit meinen »Teammitgliedern«, dass ich das Inventar nicht sehe, und die sitzenden Ärztinnen Frau Dr. Sender und Frau Dr. Hertel auch nicht. *Wo kommen die denn jetzt alle her?*

Frau Dr. Sender offenbart mir, wie am Anfang des Buches ausführlich beschrieben, dass ich auf Station 9 muss und nicht auf die 7, wo der beängstigende Vorfall mit der Patientin geschah.

»Am Montag werde ich Sie auf der 9 aufsuchen und wenn Sie Erwachsenenkompetenz zeigen, nehme ich Sie mit zurück auf Ihre Station 5.«

»Ich kanns ja nicht ändern«, äußere ich traurig und erhebe mich.

Frau Dr. Sender entgegnet: »Nein, das können Sie nicht.«

Jetzt wird es surreal. Wir gehen aus dem Arztzimmer und überqueren den Flur, um zu meiner Station zu gelangen, damit ich mir eine kleine Tasche packen kann. Üblicherweise laufe ich alleine in mein Zimmer, ich bin ja schon groß. Heute bekomme ich Begleitservice von meinem Team. Ein prägendes Erlebnis. Ich fühle mich wie im Vorspann von der Serie Dr. House und spiele sogar die Hauptrolle! Meine Wenigkeit befindet sich in Zivil in der Mitte. Seitlich knapp hinter mir laufen Frau Dr. Hertel und Frau Dr. Sender. In meinen Augenwinkeln sehe ich ihre weißen Kittel blitzen. Hinter uns reihen sich Frau Pauli und die beiden Pflegerinnen ein. Dr. House und sein Team laufen in gleicher Anordnung durch die Klinikflure. Leider löst sich meines im Gegensatz zu dem von Dr. House schnell auf. Weil sie merken, dass ich keinen Widerstand leiste, kommen wir zu dritt in meinem Zimmer an.

Frau Pauli und eine Pflegerin helfen mir beim Packen. Ich bin überfordert und entkräftet.

Auf Station 9 treffen wir uns alle wieder. Die Abteilung ist natürlich ebenfalls zugesperrt. Anderes Personal ist hier tätig und die psychologische Leiterin ist eine andere – zum Glück.

Leider werde ich nicht in das Gespräch mit dem Personal einbezogen. *Das ist wohl eine Art Übergabe. Da möchte ich mich lieber zurückhalten.*

So stehe ich geschwächt in akzeptablem Abstand zu meinem Team in der Gegend rum und erblicke Regina. Ich habe sie auf der 7 kennengelernt. Sie ist Alkoholikerin und findet den Absprung nicht, weswegen sie wieder auf Entzug muss. Traurig. Trotzdem freue ich mich, sie wiederzusehen. Mit ihrer Reaktion habe ich allerdings nicht gerechnet.

»Wie siehst du denn aus?«, fragt sie erschrocken.

»Ja, ich weiß, mir geht es nicht gut. Schön, dich zu sehen.«

»Willst du mit mir aufs Zimmer? Meine Zimmergenossin ist heute entlassen worden.«

»Ja klar!«

Frau Pauli bekommt unser Gespräch mit, daher geht der Plan nicht auf. So zumindest meine Vermutung. Angeblich hatte die abgereiste Patientin Durchfall. Weil in der Klinik gerade das Norovirus grassiert, wird Regina in ihrem Zimmer eingeschlossen – äh, isoliert. Sie darf es die nächsten Tage nur zum Rauchen in Schutzkleidung verlassen. Vielleicht möchte mein Team, dass ich mich nicht ablenken lasse, damit ich Zeit habe, mich intensiv mit mir zu beschäftigen?

Frau Dr. Sender gibt mir Hausaufgaben mit ins Wochenende. Drei Fragen soll ich bis Montag beantworten.

1. Was braucht es, damit Sie wie eine Erwachsene leben können?
2. Wie stellen Sie sich Ihr Leben vor?
3. Was haben Sie mit Ihrer Kompetenz schon erreicht?

Mein Team verabschiedet sich. Es muss halt bis Montag ohne mich zurechtkommen.

Mein Zimmer wird hergerichtet. So lange lege ich mich im offenen Bereich auf eine Couch. Ich bin fix und fertig, fühle mich elend.

Die leitende Psychologin kommt auf mich zu. Schwerfällig setze ich mich auf. Die Begrüßung erfolgt in angenehmer Weise, kein Vergleich zu der 7.

Lange brauche ich nicht zu warten, dann kann ich in mein Zimmer. Der erste Weg führt ins Bett. *Frau Dr. Sender hat mir gesagt, mein Zusammenbruch lag nicht nur an dem Medikament. Warum wird mir nicht geglaubt? Ein einziges Mal noch werde ich es nehmen. Vielleicht hat sie recht und es gibt eine andere Ursache. Wenn ich erneut zusammenbreche, wird mir bestimmt geglaubt.*

Am anderen Morgen ist es nach dem Frühstück so weit. Ich gehe an den Tresen. Ein freundlicher Pfleger begrüßt mich. Er heißt Herr Brinkmann.

»Ich vertrage das Medikament nicht. Mir wird es wahrscheinlich gleich schlecht gehen. Können Sie auf mich aufpassen?«

»Sie sind hier sicher. Ihnen wird nichts passieren.«

Mit Unbehagen schlucke ich das gelbe Giftzeug, wie ich es nun nenne, runter und setze mich in den Speiseraum. Ich unterhalte mich mit einer Patientin und erzähle, was die Tablette die letzten beiden Tage angerichtet hat. Weil ich anfange einzudämmern und dem Gespräch nicht mehr folge, steht sie auf und geht. Mein Kopf ist schwer und ich lege ihn zusammen mit meinen Armen auf den Tisch vor mich. Schubweise zieht ein Schauer meinen Rücken hoch in den Kopf. Mir wird ganz komisch. Ich fühle, wie sich in meinem Gehirn was umbaut! *Ich lege das typische Klapsenverhalten an den Tag*, denke ich. Zumindest habe ich mir vorgestellt, dass sich Patienten oder Patientinnen in der Psychiatrie entweder gegenseitig wie Zombies am Kragen durch die Einrichtung schleifen, mit einem Arm nach vorne gerichtet, um nirgends anzustoßen, oder fixiert in ihren Betten dahinvegetieren oder ihre Fragmente unbeweglich vornüber auf dem Tisch ablegen, so wie ich.

Höre ich da nicht die Stimme meines Zombiefreundes Daniel? Ich kenne ihn von der 7. Sein Problem ist, dass er nicht mehr runterkommt, weil er sich mit Drogen abgeschossen hat. Er sieht dauernd Gestalten, die sich mit ihm unterhalten wollen.

Ich spüre seine Hand auf meiner Schulter. Er rüttelt mich. Ich reagiere nicht, bleibe in der Stellung liegen und dämmere weg…

War Daniel nicht eben hier? Wo ist er? Ich reiße mich zusammen und hebe meinen Kopf.

»Daniel?«

Er antwortet nicht. Gaanz laangsam drehe ich mich um. Schattenhaft sehe ich ihn hinter mir liegen. Sein Oberkörper ist vornübergebeugt. Der Kopf liegt auf dem Tisch, die Arme daneben. Hinter ihm in der nächsten Reihe liegt noch so einer. *Jetzt sind wir schon zu dritt. Wenn das so weiter geht, kann man mit uns einen ganzen Kinosaal füllen.*

Mein Kopf hält wieder nicht auf dem Hals. Ich rutsche fast vom Stuhl. *Wo ist Herr Brinkmann? Er sagte, dass ich hier sicher bin.* Ich fühle mich elend. Ich muss zum Tresen gelangen. Nur aus dem Speiseraum raus und um die Ecke biegen.

Ich kann nicht mehr gut sehen! Ich nehme meine Arme nach vorne, damit ich nirgends anstoße. *Das ist also der obligatorische Zombiegang.* Ich gelange über die Türschwelle aus dem Speiseraum. Dort breche ich bewusstlos zusammen. Ich schlage mit dem Kopf auf dem Boden auf. Das merke ich erst später. Eine Pflegerin ist sofort bei mir. Ich muss erbärmlich aussehen, sie schreit beunruhigt nach ihrem Kollegen. Ich höre, wie Personen auf mich zulaufen.

»Frau Männlein, machen Sie die Augen auf.« Herr Brinkmann klopft mir beherzt auf die Wangen.

»Machen Sie die Augen auf.«

Ich kann nicht. Mein Körper reagiert nicht. Ich bin hilflos, nicht im Stande, mich zu bewegen. Ich kann nicht sprechen und meine Augen bleiben geschlossen. Alle Geschehnisse nehme ich wahr. Ich fühle die Berührungen und höre die Worte. Eine Pflegekraft befestigt an meinem Finger ein Pulsoxymeter. Das Gerät misst die Sauerstoffsättigung. Ich höre es piepen. Eine Pflegerin misst den Blutdruck. Eine weitere schiebt mir den dicken Rollkragen meines Strickpullis aus dem Gesicht. Ich spüre, wie sie vor mir kniet. Mein Kopf dreht sich zur Seite weg. Ich kann es nicht verhindern. Herr Brinkmann hält meine Beine hoch. Ich spüre, dass sie keine Körperspannung haben. Ich fühle mich wie eine Gummipuppe. Die Pflegekräfte beraten sich, weil die Ärztin noch nicht da ist. Sie beschließen, mich in mein Bett zu tragen. Herr Brinkmann hebt mich vom Boden auf. Körperteile, die leblos herumbaumeln, werden von anderen Pflegekräften aufgesammelt und mitgenommen. Mein Kopf wird in fachkundigen Händen weggetragen. *Mir ist schwindelig!* Ich fühle mich, als ob ich mehrfach im Kreis gedreht werde.

Im Bett angekommen, beginne ich zu zittern.

»Ich friere«, sage ich leise.

Eine Pflegekraft deckt mich zu. Eine andere bringt mir eine Tasse Wasser mit einem Strohhalm.

Die Ärztin ist da.

»Was ist passiert, Frau Männlein?«, fragt sie in ruhigem Ton.

»Die Tablette, es ist jetzt das dritte Mal, dass das geschehen ist«, sage ich kaum hörbar.

Doch sie hat mich genau verstanden.

»Was bekommt sie?«, fragt sie einen jungen Pfleger.

»0,25 mg Niltrizin.«

Die Ärztin kennt mich nicht. Sie ist unvoreingenommen und trifft eine erlösende Entscheidung.

»Das Medikament wird sofort abgesetzt«, sagt sie streng.

Sie nimmt mich und die Situation ernst.

»Vielen Dank, ich bin Ihnen so dankbar.«

Tränen rinnen über meine Wangen. Mit aufmunternden Worten verlässt sie mein Zimmer.

Eine Pflegerin kommt an mein Bett. »Wenn Sie etwas brauchen, drücken Sie diesen Knopf.«

Ich weiß, was sie meint, und nicke schwach mit geschlossenen Augen. Dann drückt die Blase und ich den Knopf. Eine andere Pflegerin erscheint. Sie hat an ihrem Job wenig Freude oder an mir, je nachdem.

»Was gibt's?«, fragt sie genervt.

»Ich muss mal auf Klo.« Ich sehe Herrn Brinkmann im Türrahmen stehen. Die Pflegerin kommt an mein Bett. Ich bleibe bewegungslos liegen.

»Sie müssen schon mitmachen«, sagt sie barsch.

Mit der Hand hebe ich die schwere Decke weg und schaffe danach die bleiernen Beine aus dem Bett. Dabei rutscht der Rest meines Körpers hinterher. Bevor ich auf dem Boden aufklatsche, hält mich die Pflegerin fest.

»Komm, hilf mir mal«, sagt sie zu ihrem Kollegen, der noch am Türrahmen steht und alles beobachtet.

Sie heben mich an und versuchen, mich auf die Füße zu stellen. Es gelingt nicht. Meine Beine sind wie Gummi. Sie haben keinerlei Spannung. Die Pflegekräfte fassen mich unter den Armen und tragen mich ins Bad. Auf dem Weg zurück zum Bett wenden sie die gleiche Technik an und setzen mich auf die Bettkante. Die Schwerkraft macht den Rest. Ich plumpse mit meinem Oberkörper aufs Kissen, die Beine bringe ich nicht hoch. Herr Brinkmann schaut mich an. Weil er merkt, dass ich keine Anstalten mache, die verdrehte Körperstellung zu verändern, hebt er den Rest meines Körpers ins Bett und deckt mich zu.

»Ich kann nicht mehr gehen. Vielleicht wird das nie mehr funktionieren.« Tränen laufen.

Er lächelt mir zu und verlässt das Zimmer.

17

Ich leide an starken Kopfschmerzen. Eine freundliche Pflegerin kommt am Nachmittag und setzt mich in einen Rollstuhl, um mich zum CT zu fahren. Ich bekomme die Beine weiterhin nicht koordiniert.

»Sie müssen warten, bis ich die Fußrasten unten habe«, sagt sie.

Was will sie von mir? Mehrfach hebe ich meine Beine an, sie fallen zurück auf den Boden. Als alles bereit ist, geht's los. Die Fahrt ist eine Katastrophe. Ich kann mich nicht aufrechthalten, kippe nach vorne über und drohe, aus dem Rollstuhl zu fallen. Für die Pflegerin ist die Fahrt so anstrengend wie für mich. Ich kann es nicht ändern. Bei der Rückfahrt bin ich total verpeilt, bekomme nicht mit, dass wir in die Geschlossene zurückkehren. Ich denke, dass ich auf der Station 5 bin und freue mich über die Freiheit. Am Tresen angekommen, erkenne ich den jungen Pfleger. Mir wird bewusst, dass es eine Fantasie war.

»Mit Ihrem Kopf ist alles in Ordnung«, sagt er, als ich an ihm vorbeigeschoben werde.

Warum sieht er so verschwommen aus?

Bewegung, viel Essen und Trinken, das sind die drei Dinge, die den Abbau des Medikaments in meinem Körper beschleunigen, informiert mich eine Pflegerin. Trinken geht, Essen ist schlecht und mich großartig zu bewegen ist schwierig im Bett.

Am Abend werde ich mobiler und kann aufstehen. Das Erste, was ich mache, ist, zum Tresen zu gehen. Er ist gegenüber von meinem Zimmer. Drei Pflegerinnen sitzen dahinter. Ich schaue sie an. Eine bemerkt mich und blickt auf.

»Ich möchte mich bei Ihnen für Ihre Fürsorge bedanken.«

Die Pflegerin, die mich ansah, schaut weg und verhält sich, als ob sie arbeitet. Alle drei wirken beschäftigt, als hätten sie mich nicht gehört. Ich stehe da und betrachte sie, wie sie ihre Köpfe in den Unterlagen vergraben. Ich verstehe nicht, warum niemand mit mir spricht, warum ich ignoriert werde. Keine Ahnung, wie lange ich dastehe und nicht weiß, was ich machen soll.

»Legen Sie sich in Ihr Bett«, sagt die Pflegerin, die mich eben bemerkt hat, in ruhigem Ton.

Traurig und enttäuscht drehe ich mich um und gehe in mein Zimmer. Kurz darauf öffnet sich die Tür und Pfleger Brinkmann schaut mich an.

Verunsichert sage ich: »Ich weiß, dass es nicht üblich ist, aber ich möchte mich bei Ihnen für Ihre Fürsorge bedanken.«

Er lächelt: »Sie haben es gebraucht.«

Sie haben es gebraucht. Er hat gesagt: Sie haben es gebraucht. Ich tanke ein wenig Geborgenheit und Zuneigung.

Am nächsten Morgen, es ist Sonntag, erbricht meine Zimmergenossin. Ihr Name ist Helga. Sie ist eine ältere Dame und fast bettlägerig. Ins Gespräch kamen wir bisher nicht, jeder hat mit sich zu tun. Mir schwant Schlimmes. Wenn das die Pfleger mitbekommen, wird unser Zimmer isoliert und ich muss hierbleiben, bis die Isolation aufgehoben ist. Das kann Tage dauern. Ich beginne zu verzweifeln. *Das nicht bitte auch noch*, denke ich. Ich erkläre ihr, was uns bevorsteht, wenn das Pflegepersonal das mitbekommt.

Einmal darf man sich doch wohl erbrechen, ohne dass dies gleich ein Norovirus ist und gemeldet werden muss, denke ich und sage ihr: »Lass uns abwarten. Ich gebe auf dich Acht und wenn es dir schlechter geht, sage ich Bescheid.«

So verbleiben wir beide.

Den Sonntag ist es ruhig – bis die Nacht hereinbricht und Helga ins Zimmer. Schwallartig, es hört nicht auf. Eine zähflüssige Schleimerei überzieht den Linoleumboden. An Schlafen ist nicht zu denken. Ich klingle ständig nach dem Pfleger und helfe so gut es geht, weil er noch in anderen Zimmern Erbrochenes aufwischt. Zu dem Erbrechen kommt Durchfall.

Unser Zimmer wird isoliert. Ich fühle, dass ich am Ende bin und mein Leben verlieren werde.

Montagmittag warte ich auf Frau Dr. Sender. Ein rosafarbenes Blöckchen liegt auf meinem Nachttisch bereit. Darin stehen meine Hausaufgaben, die ich ihr vorlesen möchte, damit sie sieht, dass ich mich mit mir beschäftige. Schließlich erwartet sie Erwachsenenkompetenz. Kurz nach Mittag erscheint sie im Zimmer – in Schutzanzug, Haube, Mundschutz und Handschuhen. Eine Pflegekraft der Station ist mit anwesend.

»Wie geht es Ihnen? Wie ich sehe, haben Sie Ihr Mittagessen noch nicht aufgegessen«, sagt Frau Dr. Sender in leicht abfälligem Tonfall.

Ich sage ironisch: »Ich bin doppelt eingesperrt. Einmal in der Psychiatrie und einmal in meinem Zimmer.«

Sie ignoriert es.

»Wie Sie selbst wissen, sind Sie in Isolation. Ich kann Sie heute nicht runterlassen auf die 5.«

»Aber am Mittwoch wird diese aufgehoben, dann könnte ich doch runter?«

»Ihr Zimmer wird morgen neu belegt. Wie mit Ihnen besprochen, steht die Entlassung für Freitag an. Da lohnt sich ein Umzug nicht mehr.«

Wenn ich meine Selbstbestimmtheit abgebe und das Gesagte in einer Endgültigkeit ausgedrückt wird, die mir die Luft zum Atmen nimmt, gibt es in meinem Körper eine unangenehme Reaktion. Ich verliere schlagartig Energie. Mein Kopf wird schwer, meine Extremitäten schwach und die Augen klein.

Dieses Gefühl trage ich in mir, als ich ihr entkräftet entgegne: »Das haben Sie doch von Anfang an geplant. Ich sollte gar nicht mehr hier raus.«

»Das ist nicht wahr, sonst wäre ich jetzt nicht hier. Gerade erkenne ich in Ihnen keine Erwachsenenkompetenz mehr. Was wollen Sie eigentlich?«

»Ich will Therapie machen«, sage ich verzweifelt.

Bevor sie mein Zimmer verlässt, hält sie für mich ein wenig Hoffnung bereit, dass ich ab Mittwoch an Therapiemaßnahmen teilnehmen kann, vorausgesetzt, die Isolation wird aufgehoben. Ich komme nicht darum herum, bis Freitag auf der 9 zu bleiben.

Tiefe Einsamkeit breitet sich in mir aus. Ich beginne zu weinen. Weil ich den Zustand nicht ertrage, ziehe ich mir Schutzkleidung an und verlasse mein Zimmer. Gestattet ist das wie erwähnt nur den Rauchern, aber ich kann nicht mehr.

Draußen im vergitterten Raucherbereich spreche ich zwei wildfremde Patienten an: »Könnt ihr irgendetwas Nettes zu mir sagen?«

Meine Frage überfordert die beiden. Sie antworten unbeholfen. Ich gehe zurück in die Arena und breche weinend zusammen. Daniel holt eine Pflegerin, die mit mir redet. Im Anschluss darf ich mich im Aufenthaltsbereich auf ein Sofa legen. Ich kann die Einsamkeit im Zimmer nicht ertragen.

Am Montagabend erbricht sich Helga erneut heftig. Ich klingle nach dem Pflegepersonal. Durch diesen Vorfall geht die Isolierung bis Freitag, rechne ich aus. Ich stelle mir vor, wie ich von meinem Isolationszimmer vor die Klinik abgeschoben werde. Ich sehe mich mit meinem Gepäck in Schutzkittel, Haube, Maske und Handschuhen allein draußen stehen, nicht wissend, wie es weiter geht. Therapien werden nicht mehr stattfinden und eine Verabschiedung meiner Mitpatienten und Mitpatientinnen der Station 5 wird unmöglich.

Ein schweres Gefühl der Hoffnungslosigkeit und Aufgabe macht sich breit. Ich falle, spüre, wie meine Lichter erlöschen. Wie bei einem gelandeten Flugzeug. Der Pilot stellt eines nach dem anderen aus, bis das letzte Licht erlischt. Mein Halt bricht weg. In den Gedanken finde ich keinen Schutz. Die unerfüllte Sehnsucht nach Geborgenheit, Empathie und Zuwendung war grenzenlos und wird unerreichbar. Ich komme nicht aus, mit den Hilfsmitteln, die mich stärken und stabilisieren sollten.

Das Abendessen, das der Pfleger mir bringt, bleibt unangetastet.

Ich lege mich ins Bett und ziehe mir die Decke über den Kopf. Vier Tage ohne trinken braucht es bis zum Tod. Das hat mir eine Mitpatientin erzählt. Die Stunden des nächsten Tages vergehen schnell. Ich rutsche in eine Apathie. Bewege mich kaum, starre vor mich hin, bleibe unter der Decke und warte auf den Tod. Das Radio begleitet mich. Ich höre die Pflegekräfte mit unseren Tabletts rein- und rausgehen. Sonst betritt niemand unser Zimmer. Nicht einmal die Putzfrau. *Wir sind die Aussätzigen!*

Helga hat beim Erbrechen eine ordentliche Portion in ihre Hände bekommen. Die Tür, der Türrahmen zum Bad sowie der Lichtschalter und die Wand sind voll von angetrocknetem, mit kleinen Bröckchen versetztem schaumigem Schleim. Er bildet lange, gelblich-trübe Zungen, die im feuchten Zustand versuchten, den Boden zu erreichen. Pech gehabt … Sie sind an Materialverlust verendet oder vertrocknet, bevor sie ihr Ziel erreichten – so wie Nacktschnecken, die morgens denken, sie könnten eben noch schnell den asphaltierten Feldweg überqueren. Dann kommt die Sonne raus und sie liegen herum, in ihrem spröde gewordenen Schleim, hart und verdorrt.

Die Klobrille hat's auch erwischt. Hier sind es braune Spritzer in diversen Größen und Formen, die kontrastreich hervortreten. Mir ist es egal, weil es zum Bild passt. Keiner interessiert sich für uns und im Speziellen nicht für mich. Es ist allen gleichgültig, was mit mir ist. Das zeigt sich am Abend. Das Pflegepersonal vergisst, uns das Essen zu bringen. Jetzt bin ich vollkommen bestätigt. Wir sind aufgegeben worden. Ich bin vergessen und verlassen. Das Gefühl ist brutal, unausweichlich, endgültig, vernichtend. Es ist die richtige Entscheidung, mein Leben zu beenden. Wahrhaftig und stark fühlt es sich an. Meine Gedanken kreisen nur noch diesem Ziel entgegen.

Dienstagnacht weiß ich, dass ich nichts zu verlieren habe, und wage den Ausstieg auf den Balkon. Ich bin mutig genug. Es wird die Generalprobe für die folgende Nacht. Draußen ist es frostig. *Morgen bleibe ich liegen, um das Sterben zu beschleunigen.*

Ich setze mich also auf den Fußboden und beginne, meinen Kopf durch den Spalt zu drücken. Er passt durch, meine Brüste sind auch nicht die Engstelle. Die Hüftknochen jedoch, die verkanten sich mit dem Türrahmen. Dann ist es geschafft – wie bei einer Geburt. Nur rutsche ich anstatt in die warmen Arme einer Mutter auf den harten, kalten Gitterrost des Balkons. Ich lege mich hin – zur Probe. Gegenüber geht das Licht an. Ich verharre regungslos. Mir macht die Kälte nichts aus, es darf ruhig noch kälter werden, damit es morgen schneller geht. Da alle paar Stunden eine Pflegekraft reinkommt, quetsche ich mich zurück.

Am Mittwochmorgen weckt mich ein hyperaktiver Pfleger. Da ich unter der Decke liege, sehe ich ihn nicht. Seine Stimme ist mir unbekannt. Er räumt meinen Rollstuhl aus dem Zimmer, der seit Tagen unbenutzt in der Ecke steht. Putzt die Verkrustungen von Tür, Lichtschalter und Wand weg und schaut in meinen Schrank, in dem angeschnittenes Obst von vorgestern lagert.

»Das Obst entsorge ich, das ist nicht mehr genießbar. Wie lange lagert das denn schon im Schrank? Das ist ja eklig!«

Ich antworte ihm nicht. Auf meinem Nachttisch sind weitere Speisen.

»Essen Sie das noch?«

»Ich esse nichts mehr.«

»Trinken Sie das noch?«

Er hält mir eine Tasse alten Tee hin.

»Ich will nichts mehr essen und nichts mehr trinken. Sie können alles wegschmeißen.«

Der Pfleger schaut mich an.

»Wenn Sie nichts mehr zu sich nehmen, werden wir Sie zwangsernähren.«

Ich ziehe mir die Decke weiter über den Kopf und beobachte durch ein Loch, wie er sich kommentarvoll der Entsorgung widmet. *Soll er doch machen*, denke ich.

»Bitte verstehen Sie meine Art nicht falsch, ich will Sie nicht ärgern«, sagt er mit freundlichem Schmunzeln.

Dem macht sein Job scheinbar Spaß.

»Ich hole gleich Ihre Koffer, die noch auf der psycho-somatischen Station stehen.«

»Ich brauche die Koffer nicht mehr, die können Sie behalten!«

Kurze Zeit später steht er mit den Koffern, Tüten, Beuteln und zwei Kartons in meinem Zimmer und macht sich lustig über diese Massen. Ich grinse leicht.

»Stehen Sie bitte auf, damit ich Ihr Gepäck aufs Bett legen und es nach verbotenen Sachen durchschauen kann.«

Schwerfällig und geschwächt erhebe ich mich. Ich stehe ihm im Schlafanzug gegenüber und beobachte ihn.

»Ritzen Sie sich?«

»Nein.«

Er schaut mich an. »Würden Sie mal bitte Ihre Ärmel hochziehen?«

Das erste Mal seit Tagen spüre ich Zuwendung. Es tut gut, gesehen zu werden. Gemeinsam arbeiten wir die Gepäckstücke systematisch durch.

Wieder alleine fange ich an, klarer zu denken. *Soll ich es noch einmal versuchen? In ein paar Tagen geht der Flug nach Portugal. Entweder entscheide ich mich zu sterben oder mir eine Chance zu geben.*

Ich habe das Bedürfnis, den Stationsarzt zu sprechen. Er hat keine Zeit. Dann klopft es. Ich bin überrascht, als ich Frau Dr. Hertel ins Zimmer eintreten sehe. Ob es an dem Ergebnis meiner dunkelgelben Urinprobe von heute Vormittag lag oder an dem Wunsch, den Stationsarzt zu sprechen? Ich habe nicht damit gerechnet, sie jemals wiederzusehen. Ich habe gedacht, mein Team hat mich vergessen und sie sind froh, mich los zu sein.

»Wie geht es Ihnen, Frau Männlein?« Sie streckt mir ihre in einem blauen Gummihandschuh verpackte Hand entgegen.

»Sie geben mir Ihre Hand?« Mich überfordert die Situation.

»Ich wollte mir heute Nacht das Leben nehmen, aber ich habe mir überlegt, es noch mal zu versuchen.«

»Was haben Sie geplant?«, fragt sie ruhig.

»Gestern habe ich es geschafft, auf den Balkon zu gelangen. Ich wollte diese Nacht draußen liegen bleiben.«

»Haben Sie das den Pflegekräften gesagt?«

»Nein.«

Da wäre ich ja schön blöde, wenn ich mitteilen würde, wie und wann ich mir mein Leben nehme. Das hätten sie sicherlich verhindert.

»Ich habe anderthalb Tage nichts gegessen und getrunken. Ich lag apathisch im Bett. Wie kann man eine magersüchtige und suizidgefährdete Patientin in einem Zimmer isolieren? Ich weiß, dafür kann keiner etwas.«

Ich schaue stumpf an die Wand.

»War ich eine schwierige Patientin?«

»Ihre Hilflosigkeit hat uns hilflos gemacht.«

»Darf ich denn wiederkommen?«

»Ich denke, Sie sollten versuchen, heimatnah eine Klinik zu finden.«

Wir unterhalten uns fast 20 Minuten. Dann verabschiedet sie sich. Ich bleibe in dieser unangenehmen Leere zurück.

Die Tür öffnet sich ein weiters Mal. Eine Pflegerin teilt mir mit, dass die Isolation aufgehoben wird. Ich springe in die Luft und schreie. Dann setze ich mich aufs Bett und weine. Draußen höre ich, wie das Hinweisschild auf Isolation von der Tür entfernt wird. Eine Pflegerin kommt mit einem Schlüssel herein und versucht, die Schiebetür zu verschließen, was ihr nicht gelingt.

»Sie werden doch nicht noch einmal auf den Balkon gehen?«, fragt sie mich mit einem Augenzwinkern. Dann verlässt sie mein Zimmer. Ich bin irritiert. *Das hätte ich mich an ihrer Stelle nicht getraut.*

Ich darf wieder an den Therapien teilnehmen! Ein Gefühl der Erleichterung steigt in mir hoch. Wir haben Soziale Fitness und ein Pfleger bringt mich hin. Dort treffe ich Mitpatienten und Mitpatientinnen von Station 5. Wir freuen uns über das Wiedersehen.

Mein Kreislauf macht schlapp, daher versuche ich, mit einem Igelball dem entgegenzuwirken. Mitten in der Therapie geht die Tür auf. Frau Pauli schaut in unsere Runde.

»Ich möchte gerne Frau Männlein mitnehmen«, sagt sie zur Therapeutin.

Ich springe auf.

»Sie wissen, dass vereinbart ist, dass es während der Therapien keine Störungen geben soll.«

Die Therapeutin ist verärgert, ich nicht. Ich freue mich, Frau Pauli zu sehen.

Sie hat eine eigene Art und Weise, mit mir umzugehen. In Teamsitzungen und Visiten sitzt sie meist schräg hinter mir. Ich spüre ihre durchdringenden Blicke und fühle mich wie ein Alien. Ein andersgeartetes Wesen, das sie beobachtet und studiert. Sie ist noch jung! Ihre Sicht auf mich löst bei mir mitunter Unwohlsein und Verunsicherung aus.

»Machen wir Einzeltherapie?«

»Nein, ich möchte Sie mitnehmen auf die 9. Dort gibt es ein Gespräch mit der Stationsleiterin und Frau Dr. Hertel.«

Frau Dr. Hertel! Ich darf sie noch mal sehen. Entkräftet und schwankend verabschiede ich mich von der Gruppe.

»Es ging mir die letzten Tage nicht gut«, sage ich zu Frau Pauli, während wir in die Psychiatrie gehen.

»Ich weiß, ich habe es mitbekommen.«

Es geht im Gespräch um meinen geplanten Abgang aus dem Leben und darum, einzuschätzen, wie suizidgefährdet ich momentan bin.

Dann spreche ich mein Thema an: »Ich habe mir gestern überlegt, hier in den Landkreis zu ziehen, dann könnten Sie mich noch mal stationär aufnehmen, schließlich kennen Sie mich doch jetzt.«

Die Stationsleiterin ergreift spontan das Wort: »Selbst wenn Sie hier in den Kreis ziehen, werden wir Sie nicht mehr auf der psychosomatischen Station aufnehmen.«

Sie beugt sich zu mir und sagt laut und unmissverständlich: »Wir sind nicht Ihre Familie!«

»Das weiß ich«, sage ich traurig und schaue auf den Boden. Ich habe sie genau verstanden.

Am späten Nachmittag spreche ich Herrn Thomas, den hyperaktiven Pfleger an. »Ihre Kollegin konnte die Balkontür nicht abschließen, ich habe aber die Sorge, dass ich heute Nacht doch auf den Balkon schlüpfe. Können Sie bitte nochmal versuchen, die Tür abzuschließen?«

Auch ihm gelingt es nicht, die Balkontür zu versperren.

Am Abend nehme ich mein Kissen und lege mich in den Fernsehraum, um die Serie Dr. House zu schauen. Ich erhalte Eigenständigkeit zurück. Das macht mich glücklich.

Eine Pflegerin reißt die Tür auf. Ich erschrecke.

»Ach, hier sind Sie. Wir haben Sie überall gesucht!«

Auch Herr Brinkmann schaut nach mir und eine weitere Pflegerin. *Hier ist was los.* Ich bin irritiert.

Gegen 22:00 Uhr gehe ich in mein Zimmer und wundere mich, warum unsere Gardine so unordentlich vor dem Fenster hängt. *Das war doch vorhin noch nicht, komisch.*

Diese Nacht stehe ich nicht auf, um auf den Balkon zu schlüpfen. Das hätte eh nicht funktioniert. Am nächsten Morgen bemerke ich, dass sie den Türgriff abgeschraubt haben. Nun verstehe ich die Unruhe vom Vorabend. Es ist abstrus. Meine Zimmertür wurde nach Tagen der Isolation geöffnet und im Gegenzug die Balkontür verschlossen. Mit dieser Variante fühle ich mich sicher.

18

Ich spiele Verstecken, nachts in meinem Bett, und das geht so: Ich quetsche ich mich an die Wand und lege die Decke über mich. Von oben sieht es aus, als läge meine Decke zusammengeknüllt ohne mich an der wandseitigen Bettkante. Ich tarne mich als Falte! Weil ich so dünn bin, geht das gut. Dann warte ich und warte und warte ... Die Tür geht auf. Mir stockt der Atem. *Uaaah, das Licht geht an.* Jetzt wird das Spiel peinlich. *Was soll ich denn sagen, wenn die Pflegekraft mich findet?* Zum Glück kann ich schnell aufatmen. Das Licht geht aus und die Tür zu. *Warum sucht sie mich nicht?* Wahrscheinlich hat mich ein Haarbüschel verraten, das oben aus der Decke hinauslugte. Was habe ich für einen Spaß in der Psychiatrie.

Heute ist Entlassung. Netterweise bringt eine Pflegerin meinen gepackten Pappkarton mit dem Gebastelten und Erworbenen zur Post. Ich habe noch das Gepäck, mit dem ich angereist bin.

Mich schwächt der Raubbau am eigenen Körper durch Nahrungsmangel und die Nebenwirkungen der Tabletten. Meine Augen gehen nur halb auf und meine Verpeiltheit begleitet mich. Ich telefoniere mit meinem Mann. Wir besprechen uns bezüglich der bevorstehenden Reise. Sonst sprachen wir während meines Aufenthaltes nur einmal miteinander. Seine beiden Versuche, mich zu erreichen, scheiterten, weil das Pflegepersonal ihn wegen meines desolaten Zustandes nicht zu mir durchstellte. Ich wollte eh nicht telefonieren, mich lieber zum eigenen Schutz vor Enttäuschung von allen aus der Heimat zurückziehen.

Ich fahre mit dem Zug nach München und mit einer gebuchten Mitfahrgelegenheit weiter nach Köln. Dort soll mich am nächsten Tag mein Mann abholen, weil wir gemeinsam zum nahegelegenen Flughafen fahren.

Am späten Abend suche ich das reservierte Appartement. Billig sollte es sein, eine Absteige, weil ich es nicht verdient habe, in schöner Umgebung zu nächtigen. Ich gehöre bestraft, weil ich der Mensch bin, der ich bin. Das ist Grund genug, nach einer Unterkunft zu suchen, die günstiger nicht sein kann. Ich hatte in der Psychiatrie so eine gefunden, für 30 Euro die Nacht.

Mehrmals laufe ich daran vorbei, bis ich sie endlich entdecke. Mir ist mulmig, als ich das achtstöckige Wohnhaus von außen betrachte und die Gestalten beobachte, die das Gebäude betreten und verlassen. *Hier soll es ein Apartment für mich geben?* Ich kann es mir nicht vorstellen. Das Zimmer liegt im dritten Stock und der Aufzug fährt nicht. *Klar, logisch, warum soll mal was normal ablaufen?*

Zwei schwere Koffer in meinem Zustand drei Etagen eines engen Treppenhauses hochzuhieven, kostet Kraft. An dieser Aufgabe will ich nicht verenden.

Der Anblick des Zimmers entsetzt mich – vor allem, als ich in den Spiegel blicke. Ich erschrecke zutiefst. *Diese widerliche, hässliche Visage soll mir gehören?* Da schaut mich eine weiße, greisenhafte Gestalt an. Die Augen hängen herunter und die Mundwinkel auch. Und das meine ich genau so, wie ich es schreibe – nicht etwa Tränensäcke oder dunkle Ringe unter den Augen. Ein wirklich schaudererregender Anblick.

Meine Haare sind zerzaust, stumpf und ergraut. Die Erscheinung meiner Äußerlichkeit schockt mich. *Wie kann ein Mensch in kurzer Zeit so abartig hässlich werden? Was hat mich zudem nur so altern lassen?* Ich setze mich aufs Sofa.

Unterm Tisch liegt ein benutztes Ohrenstäbchen. Das erkenne ich an den ockerfarbenen Anteilen, die die Watte dekorativ schmücken. *Dann werden die Gastgeber das mit dem sauberen Bett sicher nicht allzu eng nehmen. Egal.* Ich bin so weit, dass ich auf einer Bank am Bahnhof schlafen würde. Mich kann nichts mehr schocken – außer meiner widerlichen Hässlichkeit. Der muss ich Einhalt gebieten.

Am nächsten Morgen besuche ich einen Friseur, der macht mir zumindest mal die Haare schön. Neuer Schnitt, neue Farbe, es ist ein Anfang. Der Rest wird sich hoffentlich geben.

Konstantin holt mich vom Bahnhof in Köln ab. Von einem Münztelefon aus klingle ich ihn an, um zu besprechen, wo wir uns treffen.

»Ich bin die mit der weißen Daunenjacke und der blauen Jeanshose«, rufe ich in den Hörer.

Ich denke, es ist besser, ihm meine Bekleidung zu beschreiben. Anhand meines Gesichts wird er mich nicht erkennen können.

Auf Anhieb kann er mich kurze Zeit später dank meiner detaillierten Beschreibung aus den Wartenden herausfischen. Nach einem kurzen Hallo bringt er mich zum Auto. Die Gespräche laufen wie immer oberflächlich ab. Über mein Befinden verliert er keine Worte. Ich bin sein geringes emotionales Verhalten gewöhnt. Trotzdem schmerzt es jedes Mal.

Von der Fahrt zum Flughafen und dem Flug nach Portugal bekomme ich wenig mit, weil ich in den Seilen hänge. Das fällt selbst meinem Mann auf. Ich bin fix und fertig, stiere apathisch vor mich hin. Sicher werden mir das Klima und die Ortsveränderung helfen, vom Erlebten Abstand zu bekommen.

Unser Anwesen befindet sich im Naturpark Südwest in der Region Alentejo. Ein wunderschönes Fleckchen Erde, umgeben von viel wilder Natur und kleinen Bauernhöfen, die von den Einheimischen bewirtschaftet werden. Der Kauf im Jahre 2014 war eine Spontanidee von mir. Getrieben von dem Wunsch, nicht mehr nachzudenken und zu vergessen, realisiere ich ein Projekt nach dem anderen. Es sind unter anderem die Auswirkungen auf die Erlebnisse mit Fridolin. Die Suche nach Projekten wurde für mich zum einzigen Ausweg. So kamen wir zu dem Grundstück, hinter dem Konstantin nach anfänglichem Zweifeln steht.

Das Anwesen ist 4,4 Hektar groß. Fünf Gebäude stehen dort, in teilweise ruinösem Zustand. Nach und nach renovieren wir diese nahezu in Eigenleistung, im portugiesischen Stil. Jedoch nicht in diesem Urlaub. Ich habe keine Kraft und keine Motivation. Die beiden Wochen regnet es viel, so dass ich die meiste Zeit im Bett verbringe.

Eine Sache beschäftigt mich. Es ist mein Entlassungsbrief. Manche Fachbegriffe verstehe ich nicht. In einer nahegelegenen Stadt gibt es eine Bibliothek mit kostenlosem Internetzugang. Dort nehme ich mir Zeit, das Dokument zu übersetzen, um anschließend eine E-Mail zu schreiben.

Gesendet: Samstag, 24. Februar 2018, 14:42
An: Klinik.gtv-srl@psk.de
Betreff: Anschreiben von Rosa Männlein

Sehr geehrte Frau Doktor Hertel,
irgendwie bin ich in Portugal angekommen, obwohl ich seit der Entlassung aus Ihrer Klinik Schwierigkeiten mit meiner Wahrnehmung habe. Von der Fahrt nach Köln und dem Flug habe ich nicht viel mitbekommen. Ich habe weiterhin ein komisches Körpergefühl, vor allem im Kopf. Wenn ich stehe, schwanke ich leicht. Zudem fühle ich mich entkräftet und mir ist schwindelig. Vielleicht hat sich eine Erschöpfungsdepression entwickelt. Könnten die Tabletten noch nicht abgebaut sein? Ich wäre das Gefühl gerne los.

Im Entlassungsbrief haben Sie geschrieben, dass Sie vermuten, dass meine Kollapse am 15. und 17. Februar 2018 ursächlich mit der Entlassungssituation im Zusammenhang stehen. Ich wusste, seit ich mich um einen Klinikaufenthalt bemüht hatte, dass ich Ende Februar den Urlaub antreten möchte. Hätten Sie mir empfohlen, über den Februar hinaus zu bleiben, hätte ich ihn abgesagt. Zu verlängern stand in Ihrer Klinik nie zur Debatte. Das habe ich genau verstanden, akzeptiert und mich darauf eingestellt. Im Gegenteil, ich war Ihnen dankbar, dass Sie mich länger in der Einrichtung behielten als angedacht. Somit steht die Kollabierung nicht im Zusammenhang mit der Entlassung.

Vor der Einnahme der Tablette und nachdem diese abgesetzt wurde, bin ich nicht mehr in einen solchen Zustand geraten. Es ging mir richtig schlecht. Ich habe nichts vorgespielt. Über die ganze Aufenthaltsdauer nicht! Ich war authentisch und habe nicht versucht, mit meinem Verhalten etwas Bestimmtes zu erreichen. Leider glaube ich, dass dies bei den Ärzten anders ankam. Was für eine Rolle mein Unterbewusstsein im Zusammenhang mit meinem Verhalten spielte, können Sie besser beurteilen.

Am Freitagmorgen haben Sie mich mobilisiert. Daher kam es nicht dazu, dass ich in den Zustand geriet, mich nicht mehr mitteilen zu können. Ich verdanke es Ihnen. Sie haben mich in der Phase, als ich im Morgenkreis zusammenbrach, herausgenommen und wachgehalten. Trotzdem ging es mir an dem Tag bis zum Abend schlecht. Weil mir keiner glaubte, habe ich das am Folgetag noch einmal durchgestanden. Es hätte wirklich sein können, dass es an etwas anderem lag. Damit, dass mir dabei die Füße förmlich weggerissen wurden und es heftiger werden würde als zuvor, habe ich nicht gerechnet.

Ist es möglich, den Entlassungsbrief dahingehend zu korrigieren? Dann fühlt es sich richtig an. Zudem ist eine Angabe nicht korrekt. Meine ambulante Psychologin kenne ich erst seit Herbst 2017. Möglich waren bis Dezember drei Termine. Die therapeutische Arbeit hatte noch nicht begonnen. Daher kann ich über eine positive Entwicklung keine Aussage treffen. Das ist ein Missverständnis.

Ich vermute, dass Sie wenig Zeit haben und ich schließlich nicht mehr Ihre Patientin bin. Aber über eine ganz kurze Rückmeldung zum ersten und letzten Abschnitt würde ich mich freuen.

Herzliche Grüße
Rosa Männlein

Gesendet: Montag, 05. März 2018, 09:28
An: Rosa.Maennlein@t-online.de
Betreff: Re: Anschreiben von Rosa Männlein

Sehr geehrte Frau Männlein,
ich freue mich, dass Sie Ihren Urlaub angetreten haben.
Wegen Ihres Schreibens möchte ich mit meinem Team Rücksprache

halten und werde mich dann bei Ihnen melden. Die betreffenden Kollegen waren vergangene Woche nicht im Hause.

Mit freundlichen Grüßen
Dr. Hertel
Stationsärztin

Gesendet: Dienstag, 6. März 2018, 17:15
An: Klinik.gtv-srl.@psk.de
Betreff: Schreiben von Rosa Männlein

Sehr geehrte Frau Doktor Hertel,
eine kleine Ergänzung zur ersten E-Mail und dem Entlassungsbrief: Frau Hackert, Frau Moser und Klaus (Nachname weiß ich nicht) saßen am Freitag, den 17. Februar 2018 mit mir am Frühstückstisch und haben gesehen, wie die Tablette Niltrizin zu wirken begann. Ich hatte Schwierigkeiten, das Brötchen runterzuschlucken, weil mein Mund ausgetrocknet war. Zudem konnte ich meine Augen kaum mehr offenhalten und mir wurde der Kopf schwer. Ich habe mich so unwohl gefühlt, dass ich eigentlich nicht am Morgenkreis teilnehmen wollte. Den Rest kennen Sie.

Die Ärzteschaft glaubt, ich hätte mich manipulativ und schauspielerisch verhalten. So haben Sie mich gesehen und das tut mir leid. Es ist mir unangenehm. Wenn ich diese Züge habe, will ich es herausfinden. In Ihrer Klinik war nicht der Aufschrei nach Empathie, Beachtung und Fürsorge (das weiß ich, dass dies nicht bedient werden kann) mein Beweggrund, die Dinge zu tun oder zu sagen. Ich brauchte Ihre Hilfe. Es war mir unangenehm, wenn wieder irgendetwas wegen mir unternommen werden musste.

Ich habe offen die Wahrheit gesagt. Die Konsequenzen daraus habe ich ziehen müssen. Wie zum Beispiel den resultierenden Essvertrag. Dem Druck habe ich nicht standgehalten.

Vielleicht ist meine Persönlichkeit gestört, aber bitte glauben Sie mir, dass ich nicht extra zusammengebrochen bin, um auf mich aufmerksam zu machen, das ist nicht so gewesen.

Viele Grüße
Rosa Männlein

Postalischer Brief vom 19. März 2018, von Deutschland aus geschrieben:

Sehr geehrte Frau Doktor Hertel,
dass ich meinen E-Mails einen Brief hinterherschicke, wird Sie hoffentlich nicht nerven. Es ist mir wichtig, Ihnen diesen zu schreiben.

Ich bin mit einer großen Last am 21. Dezember 2017 nach Bayern gereist, um mich in einer Klinik behandeln zu lassen. Die Umstände haben mich in Ihre Klinik geführt. Ich war voll mit seelischen und körperlichen Belastungen, die ich nicht schultern konnte. Ich sah diese »Reise« konkret als meine letzte und einzige an, um mein Leben weiterzuführen.

Die Reaktionen der Ärzte, Therapeuten und des Pflegepersonals auf mich habe ich erst verstanden, als ich den Entlassungsbrief gelesen habe.

Offensichtlich haben Sie mich als Person erlebt, die manipuliert, Ärzte kontrolliert und schauspielert. Das hat mich schwer getroffen und rüttelt enorm an meinen Grundfesten, weil ich 44 Jahre lang davon nichts bemerkt habe. Gerne würde ich wissen, woran Sie das festmachten, dass ich diese Störungsbilder in mir trage. Wie habe ich mich verhalten, dass Sie mich in der Folge anzweifelten? Ich bekomme meine Gedanken und Gefühle dahingehend kaum noch geordnet und vertraue mir selbst nicht mehr. Ich habe viel zu viele Päckchen und Pakete mitgebracht und über 20 Jahre Leidensweg hinter mir. Jetzt habe ich für dieses Leben ein zusätzliches Paket erhalten, das ich nicht zu tragen weiß.

Eines meiner mitgebrachten Päckchen konnte ich in Ihrer Klinik zurücklassen, das habe ich geschafft. Ich habe Freundschaften geknüpft, erlebt, wie sich Menschen zu mir gesellten und mir zuhörten. Ich habe seit Jahren niemanden mit gutem Gefühl in die Arme genommen und ewig nicht mehr herzlich gelacht. In Ihrer Klinik tat ich es. Es sind neue Erlebnisse und ich bin dankbar, dass mir dies gelungen ist.

Ich kam zu Ihnen in großer Not und wollte mir unbedingt helfen lassen. Es fühlte sich zu Hause an, als würde jede weitere seelische Belastung einen Zusammenbruch auslösen. Die Arbeit mit Ihnen hat mich »gepusht«. Vor allem die beiden 25-Minuten-Termine. Das habe ich Ihnen gesagt. Danach habe ich in der Morgenrunde mitgeteilt, dass ich einen Anflug von Auftrieb verspüre. Leider lastete die Panik vor dem Essvertrag und ein anderer Vorfall so stark auf mir, dass es zu schnell wieder bergab ging. Die Dinge, die geschehen sind, habe ich nicht vorhergesehen, sie kamen unerwartet und ich habe reagiert. Ganz für mich, ohne Strategie und Überlegung, was ich damit bei anderen erreichen könnte. Das negative Herausstechen war mir peinlich und unangenehm. Ich habe gedacht, dass ich jemand bin, der nicht auffallen will, beschreibe mich als zurückhaltend und entziehe mich Situationen, wenn ich merke, in Bedrängnis zu geraten. Ich bin empfindsam, liebevoll, empathisch und habe ein hohes Gerechtigkeitsempfinden. Ich kann eine lockere und lustige Stimmung verbreiten. Gerade in meinem Job. Ich möchte gerne verstehen, warum Sie mich anders sehen. Sie müssen etwas in mir erkannt haben, von dem ich bisher nicht wusste, dass ich daran erkrankt bin. Ich setze mich damit auseinander und werde es nicht verleugnen, wenn es zu meinen Persönlichkeitsmerkmalen gehört.

Im Entlassungsbericht zeigen Sie Bilder auf, die ich von mir kenne, nur bisher nicht in Worte fassen konnte. Dazu zählt das Dissoziative in Momenten, in denen ich Gesagtes nicht mehr aufnehmen kann, mein schwingungsarmes Verhalten, das Gedankenkreisen und an Menschen zu klammern, die mir viel bedeuten. Wenn ich sie verliere, leide ich.

Wenn Sie den Eindruck von mir hatten, dass ich Ihnen und Ihrem Team nicht zuhörte, kam das falsch rüber. Vor allem, weil ich mit meinen Ärmeln im Gespräch gespielt habe, ich konnte es nicht lassen. Die Konversationen kann ich zum Teil bis auf die Details noch wiedergeben, sehe die Mimik, nehme die Gestiken wahr und höre die Geräusche. Vielleicht ist das eine Störung oder es ist normal. Ich weiß nicht, wie andere Menschen denken und wahrnehmen.

Die Visitenerfahrung in der ersten Klinik mit anschließender Verlegung auf die Station 7 haben mich traumatisiert. Die von Herrn Doktor Albrecht angekündigte Entlassung mit dem Gefühl, nichts mitnehmen zu können, was mich stärkt und stabil hält, hat bei mir eine diffuse Angst erzeugt. Meine Mission drohte zu scheitern und damit mein Leben. Diese Gefühle kamen bei mir hoch. Die nachfolgenden Visiten waren extrem belastend.

Ich bin nicht mit der Absicht auf Station 5 gekommen, mich dort einzurichten. Ich hatte mir einen klaren Auftrag gegeben und ein konkretes Ziel gehabt. Es ging mir darum, das Weiterleben zu lernen, schlimme Situationen zu Hause auszuhalten, ohne zusammenzubrechen. Ich wollte Erkenntnisse erlangen, die mir das Leben »da oben im Norden« erleichtern. Was ich bei Ihnen erreicht habe, hatte weit andere Qualitäten. Sie als Team konnten nicht mit mir arbeiten, weil ständig Dinge geschahen, die mich körperlich und seelisch einbrechen ließen. Ich habe an der Basis um mein Leben gekämpft und Sie haben es meistens nicht bemerkt, weil Sie mein Verhalten anders interpretierten. Mir war klar, dass auf diese Weise ein Vorankommen kaum möglich ist. Ich kam da nicht mehr raus.

Vor allem die letzten zehn Tage vor der Entlassung, in denen mich die Wirkung der Tablette außer Kraft setzte und sich später auf Station 9 Suizidplanungen konkretisierten, waren die schwierigsten. Ich möchte es kurz betonen: Die Reaktion meines Körpers auf die Einnahme von Niltrizin am Donnerstagnachmittag war, dass ich am Abend nicht in der Lage war, mich mitzuteilen. Das ging schleichend vonstatten und begann am Nachmittag mit Schwindel. Ich musste mich gegen 17:00 Uhr hinlegen und merkte, wie sich mein Zustand veränderte, bis ich nur noch hören konnte, was meine Zimmergenossinnen sagten. Ich spürte meinen Körper teilweise nicht mehr. Mich zu bewegen, die Augen zu öffnen oder zu reden war unmöglich. Als es mir gelang, wurde der Pfleger geholt. Dass ich nicht zum Abendessen und in die Abendrunde gegangen bin, lag an der Tablette. Ich war ausgeschaltet. War das wirklich ein Kollaps? Was wurde mir da nur gegeben? Ich habe die Nacht nicht geschlafen und angelehnt im Bett gesessen, weil es erträglicher war. Wenn ich die Augen schloss, schreckte ich hoch. Da ist es doch verständlich, dass ich abgenommen habe. Am vorherigen Morgen hatte ich 500 Gramm mehr gewogen.

Vermutlich wegen meines Zusammenbruchs nach der zweiten Einnahme der Tablette am Freitagmorgen, wegen der Gewichtsabnahme und wegen der Abspracheproblematik wurde die Verlegung auf die 9 veranlasst. Ich dachte nach dem Besuch von Frau Doktor Sender am Montag, als für mich klar war, dass ich nicht mehr auf die 5 kommen würde, dass ich vergessen werde. Die Zuständigkeit hatte sich verschoben: andere Ärzte und Pfleger … Eine Frage beschäftigt mich seitdem: Warum sind Sie am Mittwoch zu mir ins Isolationszimmer gekommen? Ich hatte mit Ihnen nicht mehr gerechnet.

Wissen Sie, als ich erfahren habe, dass ich nicht mehr in Ihre Klinik kommen darf, selbst wenn ich in den Kreis ziehe, habe ich mich gefragt, ob ich davor beschützt werden soll, einen Umzug »nur« wegen der Klinik zu organisieren oder ob die Klinik vor mir beschützt werden soll.

Nachdem ich den Entlassungsbericht übersetzt habe, fühlt es sich an, dass ich als Patientin einfach nicht tragbar bin. Das wäre dann die zweite Klinik, die mich nicht mehr haben will. Warum sollte eine dritte anders handeln, wenn ich, wie es meine Psychologin andenkt, noch mal stationär aufgenommen werden sollte? Ich weiß nicht, was ich Schlimmes getan habe. Ich würde es gerne verstehen.

Ich möchte an meinen neu gewonnenen Freundschaften festhalten und Besuche abstatten, zudem im Süden Deutschlands ab und an auftanken, um durchzuhalten. Sehen Sie die Möglichkeit, dass ich Sie für einen Nachsorgetermin aufsuchen darf? Ich möchte die Geschehnisse gerne mit Ihrer Hilfe verarbeiten. Bitte gewähren Sie mir diese Möglichkeit oder teilen mir mit, ob ich anderweitig mit Ihnen in Kontakt treten darf.

Im Juni bin ich für ein paar Tage dort und würde mich freuen, einen Termin bei Ihnen zu erhalten.

Entschuldigen Sie bitte diese umfangreiche Ausführung, mir war wichtig, Ihnen darzulegen, was mich in den letzten Wochen bewegt hat.

Viele Grüße
Rosa Männlein

Postalischer Brief der Klinik vom 28. März 2018 an mich:

Sehr geehrte Frau Männlein,
Ihren Brief haben wir erhalten und erkennen an, dass der Aufenthalt in unserer Klinik viel bei Ihnen ausgelöst hat. Es ist für Sie eine Chance, die Zeit, die Sie in unserer Institution verbrachten, mit Ihrer Psychologin vor Ort zu bearbeiten. Einen Nachsorgetermin in unserer Klinik werden wir Ihnen nicht geben. Bitte lassen Sie sich heimatnah behandeln. Denken Sie daran, dass Rückmeldungen von Patienten grundsätzlich immer im Team gelesen und besprochen werden.

Alles Gute für Ihren weiteren Weg.

Mit freundlichen Grüßen
Dr. Sender Dr. med. Hertel

19

Die Vorfälle aus den Kliniken bekomme ich nicht verarbeitet. Psychisch hänge ich in einem instabilen Zustand fest. Der aufgestaute Druck setzt mir zu, ich muss ihn abbauen.

Wenn Gedanken zu bohrend werden oder die Anspannung zu hoch ist, mache ich, was ein praktischer Borderliner oder eine praktische Borderlinerin tut, theoretisch. Ich stelle mir schlimme Dinge vor, die ich mir antun könnte.

Ein Ereignis geistert seit etwa 13 Jahren in meinem Kopf herum. Zu dieser Zeit war Fridolin neun Jahre alt. Wir hatten uns einen renovierungsbedürftigen Bauernhof gekauft und arbeiteten hart, um ihn herzurichten. Fridolin führte mich täglich an unerträgliche Konfrontationen heran, die bei mir in unbändiger Wut, Hass und Verzweiflung mündeten. Mein innerer Druck war so stark, dass er sich in Selbstverletzungsfantasien entlud. Ich musste mich zusammenreißen, mir bei der Arbeit nicht meinen Schädel mit dem Hammer einzuschlagen. Das Werkzeug hatte ich schließlich ständig bei mir. Was innerer Druck für Fantasien freisetzt, beschäftigt mich bis heute, weil sich dahingehend meine Gedankenwelt nicht reguliert hat.

In der letzten Klinik habe ich die Notwendigkeit erkannt, mir meine Erlebnisse von der Seele zu reden. Das mildert den Druck.

Es gibt im Moment nichts, dem ich mehr Priorität einräume. Ich bin froh, dass ich nach der Odyssee mit den Kliniken weiterhin zu meiner Psychologin Frau Berneiser gehen darf. Regelmäßige Therapiesitzungen kann sie mir nicht anbieten, weil sie keinen Therapieplatz frei hat. Im Abstand von zwei bis vier Wochen ist eine Einheit möglich. Das ist zu wenig! Sobald ich ihre Praxis verlasse, warte ich, dass der Folgetermin kommt. Es gelingt mir nicht, den Druck abzubauen. Die Päckchen und Pakete schleife ich in einem riesigen Sack mit. Jeden Tag, jede Stunde, jede Minute …

Ich trage schwere Last. Vor allem, weil neue Geschehnisse hinzukommen – und bei mir geschieht das laufend, weil … Ja, warum eigentlich? Weil ich anders bin als andere Menschen. Ich schaue anders, denke anders, träume anders, führe Dinge anders aus, rede und bewege mich anders und habe ein anderes Aussehen. Die Konsequenz ist, dass ich gestörter bin als normal Gestörte. Das macht mich zu einer abnormal Gestörten.

Mein derzeitiger Psychologe Herr Hoffmann möchte nicht, dass ich mich so bezeichne. Er sagt: »Gestört sein können Fernseher, aber keine Menschen.«

Ich habe mir abgewöhnt, mich in seiner Gegenwart so zu nennen und umschreibe mich als eine, die einen an der Klatsche hat. Aber darauf können wir uns auch nicht einigen.

Meine abstrusen Gedanken formen sich aus meinen Erlebnissen mit Menschen. Unzählig viele Situationen bestätigen meine Annahmen. Gibt es einen Vorfall, sage ich mir: *Siehst du Rosa, du hast recht. Du gehörst nicht in die Welt. Du bist ungeliebt, böse und nichts wert.*

Mir ist bewusst, dass zusätzlich zur therapeutischen Arbeit viel Zeit erforderlich ist, um die verfestigten Strukturen aufzuweichen. Positive Erfahrungen mit Freunden könnten mir helfen. Mir fehlt Vertrauen, diese aufzubauen. Somit bleibt mir nur das Gespräch mit der Psychologin. Ich erhoffe mir von ihrer Begleitung, dass sie mir Ratschläge gibt oder Anregungen zur Änderung eingespielter, schädigender Verhaltensweisen und … dass sie mir zuhört. Vor allem …, dass sie mir zuhört!

Für die Bearbeitung aktueller Ereignisse bleibt wenig Raum. Meine Psychologin hat da eine Lösung. Sie empfiehlt mir Biomeditation. Damit hat sie faszinierende Genesungsprozesse begleitet. Diese Form der Meditation aktiviert bei regelmäßiger Anwendung die Selbstheilungskräfte des Körpers. Ich erwerbe CDs für zu Hause, die ich täglich hören soll. Diese Form, Blockaden abzubauen, ist sicherlich ein wertvolles Instrument. Aber nicht für mich. Ich brauche etwas anderes. Ich will reden! Mein aufgestauter Druck ist so groß, dass ich tagelang durchsprechen möchte, ohne Pause. Ich will nicht, dass sich die Ereignisse durch Biomeditation auflösen. Meine wollen anders aus mir raus. Ich will mich von ihnen freisprechen. Wie soll das gehen? In 50 Minuten, alle paar Wochen. Sobald ich anfange zu reden, hat Frau Berneiser eine bessere Idee.

Sie sagt: »Ich kann es nur immer wieder wiederholen: Biomeditation, Biomeditation, Biomeditation.«

Ich könnte heulen. Und so staut sich mein Druck ins Unermessliche. Das sind brutale Gefühle, die ich in mir halte.

Im Frühjahr 2018 habe ich einen Termin bei meiner Hausärztin Frau Dr. Henning. Ich sitze ihr in labilem Zustand gegenüber. Sie erkundigt sich nach dem Verlauf meiner Psychotherapie. Damit ich regelmäßiger an Therapiesitzungen teilnehme und mehr mitnehmen kann als Biomeditation, empfiehlt sie mir einen Therapeutenwechsel. Ich soll mir einen Verhaltenstherapeuten suchen, der mich einmal die Woche begleitet. Sie gibt mir eine Liste mit.

20

Bevor ich berichte, wie es mit der Therapeutensuche weitergeht, möchte ich einen Abstecher in die Vergangenheit unternehmen.

Das Gefühl, nicht leben zu wollen, begleitet mich, seit ich etwa 24 Jahre alt bin. Noch viel länger betrachte ich mich als unfähig, einen positiven Beitrag für die Gesellschaft zu leisten. Ich fand es an der Zeit, diese Störungsbilder aufzuarbeiten. Im Jahr 2001 suchte ich mir einen Psychologen.

Er sagte: »Jeder Mensch hat eine Aufgabe im Leben. Wenn Sie Ihre Aufgabe nicht erfüllen, weil Sie sich das Leben nehmen, wird Ihre Seele keine Ruhe finden. Sie steckt dann zwischen Himmel und Erde fest.«

Bei dieser Erklärung hielt er eine Hand in der Waagerechten, um mir das Gesagte bildhaft zu verdeutlichen. Dieser Satz hatte mich abgehalten, es zu tun. Nicht, weil ich mir vorzustellen vermochte, wie es sich anfühlen könnte, als Seelenwesen durch die Gegend zu schweben und nie anzukommen – sondern seine Aussage verschaffte mir Halt.

Als ich im Januar 2018 in der Psychiatrie meinen ersten Suizidversuch durch Verweigerung von Essen und Trinken unternahm, brach dieser Halt weg. Ein hinkender Vergleich ist die erste Zigarette, die jemand raucht. Die gilt es zu meistern. Bei der zweiten wird es einfacher. Die Erkenntnis beunruhigt mich seitdem und macht es schwieriger, einen Abstand zwischen Leben und Tod zu halten.

Meine Erfahrungen mit dem zweiten Therapeuten im Jahre 2007 waren prägend. Er hatte einen ulkigen Nachnamen. Eines meiner Kaninchen erhielt diesen Namen mit Doktortitel davor, diese Ehre hatte mein Psychotherapeut nicht verdient.

Ich brauchte Unterstützung, weil ich im Leben schlecht zurechtkam. Ich vertraute mich ihm an, erzählte, was mich bedrückte.

Dann kam's: »Ich weiß, warum Sie gemobbt und ausgegrenzt

werden«, sagte Herr Köttel. »Sie haben eine verkürzte Oberlippe, da brauchen Sie sich nicht zu wundern.«

Ach so? Das wusste ich nicht. Das ist also der Grund! Hätte ich mir eigentlich denken können. Wer mag schon Menschen mit einer verkürzten Oberlippe?

Zu Hause angekommen, schaute ich in den Spiegel und siehe da – er hatte recht. Wo ich das jetzt weiß, sehe ich es auch. *Das sieht ja hässlich aus! Wie konnte ich nur die ganze Zeit schamfrei durch die Gegend laufen?* Die Konsequenz war, dass ich anfing, mich vor mir zu schämen und mich unwohl zu fühlen, wenn Menschen mich ansahen. Ich zog meine Oberlippe regelmäßig straff nach unten in der Hoffnung, dass sie dadurch länger würde. Die Technik war erfolglos.

Wäre besser gewesen, wenn er mir das nicht gesagt hätte. Mein angeschlagenes Selbstwertgefühl hatte eins übergebraten bekommen und er hatte für mich noch was vorbereitet!

Nach dem zweiten Termin klingelte gegen 20:30 Uhr unser Telefon. Ich nahm den Anruf entgegen. Herr Köttel begrüßte mich und bat im nächsten Satz, meinen Mann sprechen zu dürfen. Irritiert wartete ich auf das Ende des Gesprächs. Er sagte, dass Herr Köttel mit ihm einen Termin für morgen vereinbart habe. Er wollte mit ihm sprechen.

Mich riss es vom Hocker, als Konstantin vom Treffen zurückkam. Herr Köttel hatte ihm unter anderem gesagt: »Wie können Sie nur mit so einer Frau zusammenleben? Sie sollten sich von ihr trennen.«

Ich ging nie mehr hin und fühlte auf bedrückende Weise, wie mein Vertrauen missbraucht wurde. Später erfuhr ich von einem Kinder- und Jugendtherapeuten, dass wir nicht das einzige Paar waren, das Herr Köttel auseinanderbringen wollte.

Neun Jahre machte ich meinen Schmerz, die Angst und Verzweiflung nur mit mir aus. Über den Sohn gab es gelegentlich Kontakte zu Psychologen, die mit ihm nicht arbeiten konnten. Dafür mit mir. Sie versuchten, mich stabil zu halten. Ich nahm das Angebot dankend an. Dann kam das Jahr 2016, in dem ich Unerträgliches erlebte.

Fridolin hatte es massiv übertrieben und involvierte mich ungewollt in mehrere polizeiliche Aktivitäten. In einem instabilen und desolaten Zustand saß ich einem Polizeibeamten auf der Wache gegenüber. Ich war seelisch am Ende. Keine Kraft mehr, keine Zeit durchzuatmen oder aufzutanken. Der Beamte wirkte besorgt wegen meines Zustandes und empfahl mir eine Gesprächstherapie. Ich hatte verdrängt, dass es Menschen gab, die halfen. Somit stieg ich wieder ein ins System und suchte mir Hilfe. Ich machte eine Kurzzeittherapie mit 25 Stunden und begann, kontrolliertes und kritisches Vertrauen zu Psychologen aufzubauen.

21

So stehe ich mit der Therapeutenliste in der Hand vor der Hausarztpraxis von Frau Dr. Henning. Nach einem ersten gescheiterten Anlauf habe ich im August 2018 Erfolg.

Ich erhalte einen Rückruf von Herrn Hoffmann: »Guten Tag, hier ist Hoffmann von der Psychotherapiepraxis, Sie möchten mich sprechen?«

»Ja, das stimmt. Vielen Dank für Ihren Rückruf. Ich benötige dringend Hilfe. Ich komme nicht zurecht. Nehmen Sie überhaupt kurzfristig Klienten auf? Ich bin ein schwieriger Fall.«

»Ich arbeite nicht mit Wartelisten. Daher können wir einen Termin für ein Erstgespräch abstimmen, um weiter zu schauen.«

Der Einstieg verläuft anders als bei normalen Neupatienten oder Neupatientinnen, glaube ich zumindest.

Auf seine Frage: »Was führt Sie zu mir?«, antworte ich: »Können Sie mir bitte zuerst etwas von sich erzählen?«

Seit dem Aufnahmegespräch sind vier Wochen vergangen. Ich habe noch keine konkrete Zusage, dass Herr Hoffmann mich nach den Probestunden als Klientin aufnimmt. In mir verbleibt eine Unsicherheit. In Kürze steht erneut eine Reise nach Portugal an. Nach Möglichkeit fliegen wir zu zweit im Frühjahr und im Spätsommer. Diesmal reise ich allein, weil mein Mann keinen Urlaub bekommt. Ich werde unruhig, weil ich mich instabil fühle. Herr Hoffmann empfiehlt mir, in Portugal aufzuschreiben, was mich beschäftigt. Den Vorschlag nehme ich dankend an.

Die Reise steht unter keinem guten Stern. Ein Vorfall mit Fridolin, der mittlerweile 21 Jahre alt ist, verursacht wenige Wochen vor Urlaubsbeginn erneut diesen beängstigenden Appetitverlust. Schon wieder und diesmal schwindet die Hoffnung, dass ich da jemals rausfinde. Die Ereignisse, die die Essproblematik auslösen, werden nichtiger und die Abstände kürzer. Ich bin mir unsicher, ob ich es diesmal überlebe. Vielleicht bleibe ich in Portugal einfach liegen und verhungere.

... Jemand soll wissen, warum ich nicht zurückkomme. Mir fällt Frau Pauli aus der zweiten Klinik ein. An sie möchte ich meinen Brief senden, mit dem Vermerk auf dem Briefumschlag: »Persönlich vertraulich«. Es ist kein normaler Abschiedsbrief, wie sie sonst üblicherweise geschrieben werden. Es ist ein »fast«-Abschiedsbrief. Ein »nur für den Fall, dass ...«-Abschiedsbrief. Den schreibe ich. Bevor ich in den Zug zum Flughafen einsteige, werfe ich ihn in einen Briefkasten am Bahnhof.

In Portugal bin ich viel am Arbeiten und Organisieren. Mir gelingt die Kommunikation mit den Portugiesen, die in der Region fast ausschließlich ihre Muttersprache sprechen, recht gut. Nachdem der Kauf einer portugiesischen Immobilie feststand, begann ich mit dem Erlernen der Sprache.

Ich bestelle Baumaterial, lasse es anliefern und gewinne unseren Helfer Julio für das Bauprojekt. Diese Aktivitäten lenken mich ab. In den Pausen und abends schreibe ich was mich beschäftigt von meiner Seele. In drei Wochen 100 DIN A4-Seiten per Hand. 20 Seiten zerreiße ich, weil ich mich in keinen Schreibrhythmus einfinde. Die 39 fertigen sind durch Korrekturen und Ergänzungen unleserlich. Ich schreibe sie ein weiteres Mal ab. Mein Schriftstück unterteile ich in acht Kapitel, sortiert nach prägenden Ereignissen, die mich durch mein Leben begleiten. Dass ich diese Themen am Abend bearbeite, bleibt nicht folgenlos.

In einer Nacht rutsche ich ins Bodenlose ab. Als ob ich einen gemischten Cocktail zu mir nehme, der aus schweren und unerträglichen Gefühlen besteht. Dieses Getränk verteilt sich in meinem Körper. Jede Zelle nimmt die Wucht an schmerzvollen Emotionen in sich auf und schließt sie ein. Ich habe kein Werkzeug, um meinen

Körper davon zu befreien. Es gibt niemanden, der mich anleitet, ablenkt, mir Trost und Halt gibt. Ich muss alleine herausfinden. Das Einzige, was ich mitgenommen habe, sind die Biomeditations-CDs von Frau Berneiser. Diese lege ich ein und hoffe, dass sie meinen Zustand lindern. Mit den melodischen Klängen kann ich mich beruhigen. Sie leisten mir Beistand und mildern die schweren Gefühle. Am anderen Morgen erwache ich in einem leichteren Zustand.

Das Essen ist weiterhin eine Katastrophe.

Im Herbst hängen unsere Feigenbäume voller leckerer reifer Früchte. Sie stehen in einer langen Reihe auf einem der Hügel. Zehn dieser Prachtexemplare von unterschiedlicher Qualität wurden vor etwa 50 Jahren angepflanzt. Bei der Suche nach einem geeigneten Grundstück im Jahre 2013 sagte ich dem Makler, dass wir uns nur Objekte anschauen, auf denen es Feigenbäume gibt. Dieses Anwesen ist ein wahrer Schatz.

Nun stehe ich an einem dieser duftenden Bäume und schaue auf die reifen Früchte, an denen ich keine Freude habe. *Was ist, wenn das mit dem Essen nicht wieder funktioniert? Wie soll das weitergehen? Folgt dann irgendwann die Zwangsernährung? Wenn es dazu käme, läge ich in einem Krankenbett mit einem Schlauch in der Nase und schrie vor Verzweiflung, wenn die Pflegekraft mir die Flüssignahrung durch den Schlauch presst. Wenn ich es nicht hinbekomme, Essen zuzulassen, wenn ich nicht aus dem Zustand rausfinde, wird mir niemand helfen können. Ich verliere mein Leben, ohne zu verstehen, was mit mir nicht stimmt.*

Ich wende mich von dem Baum ab, der für mich eine große Bedeutung hat, ohne eine Vorstellung, wie es weitergeht.

Konstantin holt mich nach drei Wochen am Flughafen ab. Auf der Heimfahrt frage ich ihn nach Post.

»Ein Brief ist von der Klinik zurückgekommen, mit deinem Absender drauf.«

Ich weiß sofort, um welchen es sich handelt. Es ist mein »fast«-

Abschiedsbrief, mein »nur für den Fall, dass …«-Abschiedsbrief. Sie schickten ihn zurück, um mir ein eindeutiges Signal zu übermitteln.

»Wir wollen mit Ihnen nichts mehr zu tun haben, Frau Männlein!«

Etwas Merkwürdiges macht sich in mir breit. Ich spüre, dass mein Gehirn Schaden nimmt. *Da drinnen geht gerade was kaputt*, bemerke ich und empfinde ein glutheißes Brennen. *Es brennt etwas durch, da oben. Oder ist ein Gehirnstrang explodiert?*

Zu Hause kann ich den Brief wochenlang nicht anschauen. Ich lasse ihn auf der Anrichte liegen. Als ich bereit bin, ihn wegzuräumen, nehme ich ein Blatt Papier und fasse ihn damit ohne hinzuschauen an. Ich will ihn nicht betrachten oder berühren und verstaue ihn in einer Aktenmappe. Später hefte ich ihn genauso ungeöffnet weg.

22

Ich bin ungeduldig. Sehe keine Fortschritte in der Therapie bei Herrn Hoffmann. Es geht im Grunde andauernd um die gleichen Themen, die ich in die Sitzung mitbringe.

Erforderlich zur Ausübung meiner Berufe im Bereich Tourismus und Gesundheit ist ein enger Kontakt zu Kunden und Gästen. Ich führe dies als Selbstständige auf unserem Hof aus. Seit einigen Jahren leide ich unter einer unkontrollierbaren Angst vor meinen Gästen und Kunden, sodass ich mich den Sommer über meistens in der Wohnung aufhalte. Ist niemand auf dem Hof zu sehen, traue ich mich hinaus. Stehen Aktionen mit Feriengästen an, zeige ich Fachkompetenz und amüsiere sie mit meinem albernen Verhalten. Betrete ich das Grundstück zum Beispiel nach einem Spaziergang und höre Stimmen im Innenhof oder bereite im Keller die Tierfütterung vor und Gäste kommen die Treppe hinunter, gerate ich in tiefe Verzweiflung und große Angst, die mir die Tränen in die Augen treibt.

Herr Hoffmann verdeutlicht mir, dass ich mit meiner Vermeidungshaltung nicht vorankomme. »Gehen Sie trotzdem raus und handeln Sie entgegengesetzt, Sie lernen, dass nichts geschieht, wenn Sie auf Menschen treffen.«

Mein Innen-Ich arbeitet nicht mit, es dominiert mich! Mich beherrscht die Angst. Ich finde den Weg nicht raus. Mein Kopf weiß, dass von meinem Gegenüber keine Gefahr ausgeht – doch es gibt tief in mir etwas, das anderer Meinung ist. Bis heute hält sich diese Angst und während ich diese Zeilen schreibe, ist mir speiübel.

Die über allem stehende Thematik ist mein ausgeprägter Pessimismus. Ich spüre, dass die Zeit bald endet. Ich werde mir das Leben nehmen, bevor ich weiß, was mit mir nicht stimmt. In der Hinsicht gehen die Ziele von meinem Psychologen und mir auseinander. Er möchte, dass ich lebenswert lebe und ich möchte erfahren, was mit mir nicht stimmt und dann sterben.

Der innere Konflikt nimmt zusehends unkontrollierbare Ausmaße an. Ich rutsche ständig ab und bekomme die Zeit bis zur nächsten Sitzung kaum überbrückt. Phasenweise lebe ich nur 45 Minuten in der Woche, von Termin zu Termin. Zwischen diesen Zeiten quäle ich mich durchs Leben. Herrn Hoffmann bettle ich an, mir zwei Termine in der Woche zu geben, weil ich nicht weiß, wie ich die Zeit bis zur nächsten Sitzung überstehen soll.

»Wenn Sie mit den Terminen einmal in der Woche nicht zurechtkommen, dann geht als Alternative nur ein Klinikaufenthalt«, sagt er.

Der aufgestaute Druck baut sich nicht ab.

»Haben Sie schon einmal etwas von einem sicheren Ort gehört?«

»Ja, in der zweiten Klinik habe ich mir einen mithilfe meiner Ärztin geschaffen.«

»Wie sieht der Ort genau aus? Beschreiben Sie ihn mir.«

Herr Hoffmann möchte sämtliche Details wissen und notiert sich diese.

»Ich möchte, dass Sie Kontakt zu Ihrem inneren Kind herstellen. Bitte begeben Sie sich als Erwachsene zu Ihrem sicheren Ort und schauen Sie dort nach Ihrem Kind.«

Herr Hoffmann führt mich zu meinem Ort.

»Was sehen Sie?«

Ich beginne zu beschreiben: »Ein kleines Mädchen mit einem weißen Rüschenkleid schaukelt unter dem großen Baum. Ich sehe die langen, dunkelblonden Haare im Wind wehen.«

»Wie alt könnte es in etwa sein?«

»Ich schätze sie auf sechs oder sieben Jahre. Sie wirkt glücklich, ich sehe sie lächeln. Ich gehe auf die Kleine zu. Sie nimmt mich wahr, springt von der Schaukel und läuft mir entgegen. Ich knie mich hin und öffne meine Arme. Wir halten uns ganz fest ... Ich fühle gerade bedingungslose Liebe und Unbefangenheit. Es ist mein Kind, das ich in den Armen halte, nicht wahr? Ich halte mich selbst und schenke mir Geborgenheit und Liebe.«

»Sie haben das gut gemacht. Verabschieden Sie sich und sagen Sie

Ihrem Kind, dass es hier sicher ist und Sie es erneut besuchen werden.«

Die Stunde ist emotional. Ich nehme etwas Wichtiges mit: Ich bin nicht mehr allein.

Mit Ruhe und Geduld führt Herr Hoffmann mich an die traumatherapeutische Arbeit heran. Ich traue mich nicht. Es ist etwas Neues und ich fühle mich unter Druck, weil ich meinen Teil an der Therapiearbeit vielleicht nicht gut mache. Ich will nicht versagen oder meinen Psychologen enttäuschen. Angst vor der Konfrontation mit dem belastenden Thema spielt mit rein. Die Gedanken machen den Anfang nicht einfach.

Die Traumatherapieform, die er in seiner Praxis anwendet, nennt sich EMDR. Die Buchstaben stehen für Eye Movement Desensitization and Reprocessing. Auf Deutsch: Desensibilisierung und Verarbeitung traumatischer Erlebnisse durch Augenbewegung.

Es gibt mehrere Methoden zur Stimulation des Gehirns. Patienten und Patientinnen werden über Kopfhörer Töne vorgespielt, die abwechselnd im rechten oder linken Ohr zu hören sind. Taktile Geräte können ebenfalls eingesetzt werden. Sie leiten Vibrationen in die Hände.

Weil mein Selbstbewusstsein einen weghat, schäme ich mich, die Augen zu schließen oder mit geschlossenen Augen von ihm angeschaut zu werden. Das ist die erste Hürde. Zudem arbeitet er mit Bügelkopfhörern. *Die kann ich doch nicht aufsetzen. Damit sehe ich total bescheuert aus.* Mit dieser Vorstellung kann ich mich beim besten Willen nicht konzentrieren. Ich habe eine Idee. Ich drehe meinen ockerfarbenen Sessel herum, sodass ich aus seinem Blickfeld gerate. Damit geht die therapeutische Arbeit an der Zielsetzung vorbei. Er lässt mich gewähren.

Für die nächste Stunde kaufe ich mir Kopfhörer ohne Bügel. Das Kabel zu seinem Endgerät ist zu kurz. Wir verschieben die Traumatherapie auf die Folgewoche. Da habe ich das Verlängerungskabel mit und wir können beginnen. Aber es ist was passiert.

Ich besuchte vor dem Termin meine Mutter im nahegelegenen Krankenhaus. Sie wohnt seit 2016 im gleichen Vorort. Nachdem sie alle eineinhalb bis zwei Jahre umzog, habe ich sie vom Kauf eines eigenen Häuschens überzeugt. Ich hoffte, dass sie dadurch ansässig würde. Es funktionierte und mit ihren 81 Jahren konnte sie es annehmen. Regelmäßige Krankenhausbesuche drei- bis viermal im Jahr gehören zu ihrem Rhythmus. Es waren stets gleiche Beschwerden, eine falsche Atemtechnik führte zu einer Hyperventilation. Panikattacken und Ängste lösten Herzprobleme aus. In regelmäßigen Abständen bekam ich von ihr oder einer Krankenschwester einen Anruf. Ich eilte mit ihrem schon für den Notfall gepackten Koffer in die Klinik, um im Untersuchungszimmer der Notaufnahme meiner recht munteren Mutter zu begegnen. Meist wurde sie nach etwa einer Woche ohne ernste Diagnosen entlassen.

So saßen wir bei meinem Besuch in der Klinik diesmal im hauseigenen Café. Es gab eine unangenehme Gesprächssituation, die bei mir Schwindel auslöste. Das habe ich noch nie zuvor erlebt! Dieses Gefühl geht nicht weg, erst recht nicht im Zimmer meines Therapeuten. Wir beginnen mit der Traumabehandlung. Ich schließe meine Sehorgane. Alles um mich herum dreht sich. Viel stärker als mit offenen Augen. Wir brechen die Behandlung für diesen Tag ab. Das bringt doch nichts. Die Woche drauf vergesse ich meine Kopfhörer, eigentlich ist eh keine Zeit, meine Traumata zu bearbeiten, weil akute Vorfälle nicht warten können. Herr Hoffmann stellt die EMDR-Therapie bis auf Weiteres zurück.

Wir sind zugange mit meiner Empfindung, dass ich sterbe, bevor ich weiß, was mit mir nicht stimmt. Oft geht es in den Sitzungen darum, mich zu stabilisieren. Herr Hoffmann regt an, dass ich begleitend ein Positivtagebuch führen könnte.

»Nehmen Sie sich vor dem zu Bett gehen ein paar Minuten Zeit und schreiben auf, was Sie am Tag Positives erlebt haben.«

»Da gibt es nichts«, sage ich spontan und schüttle wild den Kopf.

»Es müssen keine großen Sachen sein, die kleinen Erlebnisse rufen auch positive Gefühle hervor. Wichtig ist, dass Sie sich diese bewusst machen und aufschreiben.«

Ich überlege: »Mir macht es Freude, bei der Abendfütterung meine Kaninchen zu streicheln. Ich erfreue mich an duftenden Blumen oder bunten Schmetterlingen. Wenn mein Kater beim Putzen auf meinem Bauch liegt, spüre ich Wohlbefinden.«

»Sehen Sie, da gibt es doch Begebenheiten, die Sie in Ihr Tagebuch schreiben können. Wenn Sie möchten, bringen Sie es zur nächsten Stunde mit.«

»Das mache ich.«

Meine Einstellung mir gegenüber macht es schwer, wahrzunehmen, dass ein Großteil meiner Erfahrungen im Außen gut ist. Die Strukturen aufzuweichen, ist anstrengend, weil sich der zerstörerische Anteil in mir über Jahrzehnte verklebt hat wie flüssiger Teer. Das erlebe ich bei einem Besuch des sicheren Ortes. Mein Mädchen und ich sind durchtränkt mit flüssigem Teer. Er tropft von unseren Körpern. Wir können uns nicht bewegen. Ich gehe zu diesem Ort nicht mehr hin. Alternativ besuche ich einen dichten Wald in der Nacht. Dort brennt ein kleines Lagerfeuer. Auf einem Baumstamm sitzt mein Mädchen. Ich setze mich dicht neben sie und halte sie im Arm. Sie schmiegt sich an mich und wir schauen ins Feuer. An diesem dunklen Ort kann uns der flüssige Teer nichts anhaben. Bei einem erneuten Besuch meines Mädchens auf der Schaukel ist der Teer verschwunden.

23

Ich nehme weiter ab. Herr Hoffmann vereinbart mit mir, dass ich einmal die Woche zu Frau Dr. Henning gehe, um gewogen zu werden. Er möchte meinen Gewichtsverlauf im Blick behalten. Ich habe Angst, mein Gewicht zu erfahren. Nicht, weil ich eine Zunahme befürchte, sondern weil ich nicht weiß, wie ich auf die Zahl auf der Waage reagiere. Frau Dr. Henning schreibt mein Gewicht auf einen Zettel, den ich Herrn Hoffmann gebe.

Ich drehe mich im Kreis und nehme meinen Psychologen mit. Wir kommen nicht voran.

Es hilft nichts. Ich muss in eine Klinik, die mich ans Essen heranführt. Die Erfahrungen mit den Visiten in den beiden Kliniken stecken mir in den Gliedern. Ich habe Angst vor diesen Einrichtungen entwickelt.

Herr Hoffmann versucht, mir Mut zu machen. »Wenn es mit der Klinik nicht passt, dann gehen Sie einfach wieder.«

Ja, das hätte mir selber einfallen können.

Leider therapiert mein Psychologe keine Essstörungen, da er sich auf das Thema nicht spezialisiert hat. Er sagt, er isst zu gerne. Ich war von Anfang an informiert, dass die Bearbeitung meiner Essstörung nur unterschwellig erfolgt. Weil das Thema in den Vordergrund rückt, ist es erforderlich, dies in einer Essgestörtenklinik therapeutisch behandeln zu lassen.

Okay, es kann nichts passieren. Ich muss mich nur ein klein wenig besser benehmen, dann werde ich keine Schwierigkeiten bekommen.

Zunächst ist wichtig, in der Einrichtung nach einem guten Versteck Ausschau zu halten. Nur für alle Fälle. Ich denke da an die Deckenverkleidung im Keller. Die Decken sind meistens abgehängt, um dort Leitungen und Rohre unterzubringen. Sie bestehen aus viereckigen Elementen, die in verzinkte Rahmen eingelegt sind. Ich habe im Fernsehen gesehen, wie ein Verbrecher über so eine Deckenkonstruktion in einen Laden einbrechen wollte. Weil er zu schwer war, ist er durchgebrochen. Das kann mir mit meinem Gewicht nicht passieren. *Dass ich in einer Zwischendecke stecke, wird niemand ahnen. Wenn mir alles zu viel wird, bleibe ich dort liegen. Nach einer Zeit werden sich die Platten verfärben und im Anschluss tropft eine übelriechende Flüssigkeit auf den Kellerboden. Hm … Bevor ich mich auf dieses Szenario versteife, muss ich mir die Örtlichkeiten anschauen.*

Im Vorjahr wählte ich eine Klinik weit weg von daheim. Nun suche ich mir eine renommierte Einrichtung direkt im Ort. Es ist für mich das erste Mal, dass ich mit meinesgleichen zusammenkomme. In der ersten Institution hatte ich sie von der Ferne unauffällig beäugt. Sie saßen an einem Tisch und waren beim Essen mucksmäuschenstill. Sie schauten traurig auf ihre Teller. Es war eine eigenartige Atmosphäre und ich war froh, dass ich da nicht mitmachen musste, weil ich mich nicht als Essgestörte, sondern als Depressive »beworben« hatte. Da hatte ich mir unbewusst ein Schnippchen geschlagen.

Nach Wochen der Wartezeit steht Ende Januar 2019 die Aufnahme bevor. *Ach, das wird schon nicht so schlimm.* Denkste! Die Einzige, die am Esstisch Theater macht, bin ich. Ich kann nichts dafür, das sind die Bedingungen, die unfair sind, und damit hat mein Innen-Ich ein riesiges Problem.

Ich schweife ab. Ich möchte von Anfang an erzählen. Von dem alten herrschaftlichen Gebäude aus dem 18ten Jahrhundert, in dem die Klinik untergebracht ist. Prachtvoll und pompös ist der Eingangsbereich. Der klassizistische Stil setzt sich über die breite historische Holztreppe und die stuckverzierte Decke in die nächsten Etagen fort. Mein Zimmer ist im zweiten Geschoss.

Ich habe Glück mit meiner Zimmergenossin, der depressiven Carola. Sie wird auf einer anderen Station therapiert. Carola ist jünger und quirlig. Das Einzige, was sie mit Essgestörten in Verbindung bringt, ist die dankbare Übernahme und der Verzehr der Süßigkeiten-Rationen, die eigentlich in ausgemergelten Mägen landen sollen. Die abgereiste essgestörte Patientin vor mir war mit Carola in engem Austausch.

Ich lerne am Anreisetag meine Therapeutin Frau Reuter und meine Co-Therapeutin Frau Hurtzig kennen. Mit Frau Reuter bringe ich das Vertragliche über die Bühne, dazu möchte sie zunächst Details wissen.

»Frau Männlein, was essen Sie so am Tag?«

»Hm, lassen Sie mich mal überlegen. Das fängt an mit Obstmus und zwei Esslöffel Müsli oder ich trinke Mampfubin.« Mampfubin ist eine hochkalorische Trinknahrung. Eine 200 ml fassende Flasche hat 300 Kalorien. Das Unternehmen bietet das Getränk auch mit höherem Kaloriengehalt an. Die Nahrung ist für Menschen gedacht, die aus verschieden Gründen einen Mangel an Nährstoffen haben. Dazu zählen Magersüchtige, die diese Flüssigkeit zur Überbrückung benötigen. Mampfubin ist nach meinen Erfahrungen das gängigste Produkt. Es gibt mehrere Unternehmen, die sich auf hochkalorische Trinknahrung spezialisiert haben.

»Eine normale Portion Müsli zum Frühstück besteht aus acht Esslöffeln.«

»Acht Esslöffel?«

Ich schaue sie entgeistert und ungläubig an.

»Das ist doch viel zu viel, das kann keiner schaffen!«

Sie geht auf meine Entgleisung nicht ein.

»Was essen Sie noch?«

»Am Nachmittag ein Stück Kuchen, dazu trinke ich eine große Tasse Cappuccino mit Milchschaum. Abends kocht meine Schwiegermutter für sich, meinen Mann, Markus, einen Freund der Familie, und mich. Meistens nehme ich mir eine halbe Kartoffel, etwas Fleisch, viel Gemüse und Salat.«

Frau Reuter blickt mich ruhig an: »Schauen Sie, Frau Männlein. In unserer Klinik ist es so, dass alle zum Frühstück zwei Brötchen essen. Ein Weißmehlbrötchen und ein Mehrkornbrötchen«

Mir stockt der Atem.

»Warum denn gleich so viel und warum muss ich Weißmehlbrötchen essen? Das ist ungesund, ich esse keine Weißmehlprodukte. Außerdem kann ich keine großen Mengen essen, weil mit mir seelisch etwas nicht stimmt.«

Es nützt nichts. Sie lässt sich nicht darauf ein. Die Klinik vertritt das Konzept, dass jeder Patient und jede Patientin gleich zu Beginn die Gesamtmenge, wie diese bei normal essenden Erwachsenen üblich ist, zu sich nimmt. Sie orientiert sich dabei an den Empfehlungen der Deutschen Gesellschaft für Ernährung.

Mir ist schlecht!

Ich bekomme ein Blatt ausgehändigt, zum Thema: Umgang mit Völlegefühl, Blähungen, Verstopfungen und Durchfall. *Sehr aufmerksam! Ich lese mir das irgendwann mal durch.* Dann schiebt sie mir den mit Angst erwarteten Behandlungsvertrag zu. *Wenigsten werde ich nicht gleich in die Klapse gesteckt, wenn ich meine Ziele nicht erreiche. Hier reden sie vorher und es wird geschaut, welche Unterstützung wir brauchen.* Wenn es nicht fruchtet, werden entsprechende Konsequenzen abgeleitet. *Ich frage lieber nicht, wie diese aussehen.*

Mindestens 700 Gramm muss ich in der Woche zunehmen. *Pah, die Zahl schockt mich doch nicht!* Mein Einstiegsgewicht beträgt 46,5 Kilo und mein BMI 16,7.

Ich bekomme eine Tabelle ausgehändigt. Auf der x-Achse sind die Tage über zehn Wochen dargestellt und auf der y-Achse das Gewicht in 500-Gramm-Schritten. Drei Bereiche sind in der Fläche unterteilt. Der grüne Part liegt in der Mitte, dort entspricht der Gewichtsverlauf den Minimal- und Maximalvorgaben. Im roten Teil sitzt mein Kreuz, wenn ich nicht genügend zunehme, und im goldenen lande ich, wenn ich fleißig esse und mehr zunehme, als ich muss. Der rote Bereich birgt Gefahren. Wenn ich dort mein Kreuzchen setze, bekomme ich die Auflage, eineinhalb Portionen zum Frühstück und zu

Mittag zu essen oder Mampfubin zu trinken. Gelingt es mir nicht, innerhalb einer bestimmten Zeit in den grünen Bereich zurückzukehren, werde ich entlassen. *Dann weiß ich das jetzt wenigstens auch.* Es führt nicht dazu, dass ich mich entspanne.

Das erste Frühstück steht an. Es gibt zwei Tische. An Tisch Eins sitzen die Neuankömmlinge, dann diejenigen, die mit den geforderten Portionen Schwierigkeiten haben oder es nicht schaffen, den Teller in der zur Verfügung stehenden Zeit zu leeren, beziehungsweise die, die sich nicht benehmen. Ich bleibe lange an Tisch Eins!

Alle, die ohne Aufsicht essen können, sitzen an Tisch Zwei. Wer dort so weit ist, darf sich im Speisesaal einen Platz suchen, ohne dass nachgeschaut wird, was auf dem Teller landet. Das Schlimme am Frühstück sind nicht nur die beiden Brötchen, sondern die Massen, die oben draufkommen! Pro Brötchenhälfte zehn Gramm Butter und als Belag entweder eine Scheibe Wurst, Käse oder ein 20 Gramm Portionsbecher mit Fruchtaufstrich, Honig oder Nougatcreme. Leider dürfen wir die Pflaumenkonfitüre aus der Selbstbedienungstheke nicht nehmen, weil die zu wenig Zucker enthält. Diese Becher stehen jedem ab Tisch Zwei oder anderen Patienten und Patientinnen der Klinik zur Verfügung.

Mich überfordert die extreme Menge an zuckersüßer Konfitüre. Das kann nicht sein, dass die Deutsche Gesellschaft für Ernährung das gutheißt. Da ich keine Wurst von armen Schweinen esse und mit einer ganzen Scheibe Käse überfordert bin, die so groß ist, dass sie sich gleichmütig und entspannt über die Brötchenränder hängen lässt, bleibt mir nur Süßes. Ich bekomme eine Panikattacke. Mich hält nichts am Tisch. Ich renne raus und laufe wie eine Füchsin, die gerade mit ansehen musste, wie der Landwirt auf dem Acker ihren Bau mit den Welpen umgepflügt hat, panisch davon. Ich lasse mal lieber meinen Blutdruck im Versorgungszimmer überprüfen.

Der ist doch viel zu hoch!

Mittagessen. Wir sitzen brav am Tisch. Dann werden unsere Namen aufgerufen. Eine Küchenangestellte stellt den mit Speisen gefüllten Essteller an den entsprechenden Platz. *So einen großen habe ich noch nie in meinem ganzen Leben gesehen! Wahrscheinlich werden diese extra für Essgestörte hergestellt, damit sie auf die optische Täuschung hereinfallen. Das klappt bei mir nicht. Ich durchschaue die Klinikstrategie.* Auf diesem Giganten wirken riesige Portionen klein und der, die oder das Essende denkt: Oh, das ist aber eine kleine Portion, da ist gar nichts drauf auf meinem Teller.

An einem der Folgetage werde ich von kleinen Hörnchennudeln aus Weizenmehl terrorisiert und traumatisiert. Gefühlt tausende tummeln sich auf einem überdimensionierten Suppenteller. *Nein, das ist ... das ist kein Suppenteller, das hat doch die Form einer Suppenterrine!* Bevor ich damit beginne, diesen Fraß in mich reinzuschaufeln, ist mir schon speiübel. Weißmehlprodukte und Massen an Nahrung sind für mich ein Grauen. Wenn ich schon esse, will ich wenige und gesunde Produkte zu mir nehmen. Schließlich habe ich ein paar Grundkenntnisse in der heilpraktischen Ausbildung erlangt, bin dadurch informiert und geprägt. Unser Lehrer brachte uns bei, dass Menschen, die auf Weißmehle, industriellen Zucker und Schweinefleisch verzichten, Krankheiten möglicherweise lindern können oder nicht daran erkranken. Ich für meinen Teil finde das nachvollziehbar. Daher fällt es mir schwer, entgegen meiner Vorstellung mitmachen zu müssen.

Eine kleine Anmerkung: In der zweiten Klinik, da, ganz unten im südlichen Deutschland, hatte ich meinen ersten Kontakt mit Mampfubin. Das war in dem Notfallzimmer. Bevor ich wusste, dass der Klinikaufenthalt jäh enden würde, schlug mir eine Pflegekraft vor, es mal damit zu probieren. Meinen ersten Blick wandte ich auf die Zutatenliste.

»Wenn Sie doch eh sterben wollen, dann kann es Ihnen doch egal sein, was drinnen ist«, sagte sie.

Ich habe nicht verstanden, was sie meinte. Wenn ich Lebensmittel verzehren würde, die nach meinem Empfinden ungesund sind, heißt das noch lange nicht, dass ich deshalb sterbe. Ich werde vielleicht langfristig krank und bekomme Schmerzen. Daran habe ich definitiv kein Interesse.

24

Die Hörnchennudeln ... sie richten mich seelisch zugrunde. Seit dieser Mahlzeit brauche ich nur noch das Wort Nudel zu hören oder auf dem Speiseplan zu lesen und erblicke vor meinem inneren Auge abertausende der kleinen gebogenen Biester. Sie liegen einträchtig ineinander verhakt in erschreckender Gleichgültigkeit in der riesigen Suppenterrine und warten darauf, von mir verspeist zu werden. Ich entwickle Übelkeit und Angst vor ihnen.

Das Schlimme ist, dass sich in vier Wochen der Speiseplan wiederholen wird. Das zweite Menü mit Fleisch werde ich nicht wählen, weil ich nur Produkte von artgerecht gehaltenen Tieren verzehre. Würde ich das Fleisch auf dem Teller zurücklassen, müsste ich für die nicht aufgegessene Komponente ein Mampfubin trinken.

Die anderen von meiner Station haben zu Mampfubin ein gespaltenes Verhältnis. Ich muss zugeben, ich liebe es, vor allem wenn es gekühlt ist. Das Einzige, was die Freude daran schmälert, sind die Mampfubinpüpschen, klar und deutlich ausgedrückt: die Fürzchen. Die sind von einer fiesen Art. Vor allem erschreckt mich diese Unberechenbarkeit. Sie kommen, ohne sich vorher anzukündigen, leise herausgekrochen. Erbärmlich stinkend verlieren sie nicht an Geruchskraft, wenn sie mit Luft in Berührung kommen. Wenn ich meine Mitpatientin Christine von der Ferne mit hinter ihrem Rücken wedelnder Hand wahrnehme, weiß ich, es ist bei ihr wieder so weit. Ich frage mich, woraus das Gas besteht, dass es sich in dieser Hartnäckigkeit in der Luft hält und nicht abschwächt. Wie lang so ein Püpschen wohl an der Stelle festhängt? Könnte man es einfärben, würden sicher einige bunte Wölkchen in der Klinik sanft wabernd herumhängen. Vielleicht sollte ich dem Thema ein eigenes Kapitel widmen. Ich verkneife es mir lieber.

Ich leide nicht wie normal Essgestörte unter einer einzigen Essstörung, sondern gleich unter drei verschiedenen. Die erste habe ich nicht unter Kontrolle. Ich höre unerwartet auf zu kauen und nehme recht schnell ab, wenn ich tiefgreifende Lebenserkenntnisse erlange. Bei der zweiten behalte ich die Kontrolle, denn ich achte auf ein erträgliches Körperempfinden, was ich nicht überschreite, weil ich mich sonst mit Ekel und Angst auseinandersetzen muss. Essstörung eins und zwei treten nicht selten gemeinsam auf. Die dritte Essstörung bringt mir den Tod. Mit ihr bin ich beim zweiten Zwangsbesuch in der Psychiatrie kurz aneinandergeraten. Ich fühle die Stärke, die von ihr ausgeht. Mein Körper und meine Seele werden irgendwann den Geist aufgeben. Sie macht mir Angst.

Genauso ängstigen mich diese riesigen Portionen und die überdimensionierten Teller. Zudem bekomme ich eine paranoide Schizophrenie. Ich bilde mir ein, dass wir beim Mittagessen deshalb mit Namen aufgerufen werden, weil uns Medikamente ins Essen gemischt werden. Da wir unser Gericht aufessen müssen, erhalten wir gleichzeitig die angeordnete Dosis. Ich habe Schwierigkeiten, aus dieser Wahnvorstellung rauszufinden.

Die Brötchen zum Frühstück machen mich fertig! Normalerweise esse ich langsam. Teilweise so lahm, dass sich die Käseränder auf dem Brot nach oben wellen. Inklusive Tablett holen und Brötchen schmieren haben wir 30 Minuten Zeit. Bis wir den ersten Bissen in den Mund stecken, sind etwa acht Minuten vergangen. Somit bleiben uns pro Brötchenhälfte fünfeinhalb Minuten.

Tisch Eins und Zwei sind für unsere Station reserviert. An Tisch Eins sitzt zusätzlich eine Pflegekraft. Andere Patienten und Patientinnen der Klinik essen ebenso im Speisesaal und können beobachten, was bei uns abgeht. Ich lege als Einzige eine Esskultur an den Tag, die ihresgleichen sucht. Mein gesamter Körper wackelt beim Essen hin und her. Dagegen kann ich nichts machen. Meine Hände zittern. Ich stopfe mir panisch riesige Bissen in den Mund, trotz Ekel vor den Massen an Nahrung. Ich habe Angst, dass ich nicht rechtzeitig fertig werde, denn das zieht die Mampfubin-Konsequenz nach sich. Ich will nach einem energiereichen Mahl nicht zusätzlich 300 Kalorien zu mir nehmen. Ich esse halb unter dem Tisch. Die Tischbegleitung behält mich im Auge, damit ich nicht beim hyperaktiven Rumgehampel in einem unbeobachteten Moment das Brötchen in eine Ecke schleudere. Ich wende mich vom Tisch ab. Beim Anblick der geschmierten, nicht angerührten Hälften bekomme ich Herzrasen, Atemnot und Übelkeit. Ein zweites Mal springe ich mit einem Satz vom Stuhl auf und laufe zum zentralen Versorgungszimmer – Blutdruck messen.

Mir ist schlecht von der vielen Konfitüre. Weil der Ekel davor übermächtig ist, verteile ich nicht den gesamten Inhalt des Portionsbechers auf den Brötchenhälften. Ständig zittern meine Hände vor Angst und Überforderung. In der Einzeltherapie bei Frau Reuter thematisiert sie, dass es mir zeitnah gelingen soll, den kompletten Inhalt des Bechers auf den Brötchen zu verteilen.

»Was ist, wenn es mir nicht gelingt?«

»Dann haben Sie das Behandlungsziel nicht erreicht.«

»Nur wegen diesen verdammten Konfitüren wollen Sie mich entlassen? Für mich ist es doch vordergründig wichtig, Freude am Essen zu gewinnen, aber dieses Konzept hilft mir dabei nicht.«

Ich fange an zu weinen und stehe auf, um zu gehen.

»Bleiben Sie bitte hier, Frau Männlein, so lasse ich Sie nicht gehen.«

Sie vereinbart mit mir, dass ich drei Tage Zeit bekomme, um auf jede Brötchenhälfte 20 Gramm Konfitüre zu schmieren. Sie erkundigt sich, ob ich suizidale Gedanken habe, und entlässt mich.

Am dritten Tag komme ich mit meiner entwickelten Strategie an das geforderte Ziel. Ich bestelle mir zwei Scheiben Käse und nehme mir zwei Konfitüren aus der Schüssel. Ich belege je eine Brötchenhälfte mit Käse und Konfitüre und klappe sie zusammen. Das ist gestattet und für mich halb so süß. Das andere Brötchen decke ich mit einer Serviette zu. Die Angst kann ich mit dieser Methode beherrschen. Belastend ist weiterhin der morgendliche zeitliche Stress.

25

Wir sind 24 Patienten und Patientinnen auf der Station. Die Mehrzahl ist jünger. Zwischen den »Stäbchen«, wie wir von Teilnehmern mit anderen Krankheitsbildern bezeichnet werden, gibt es Patientinnen, die an Essstörungen wie Binge-Eating leiden. Das sind kurz erläutert Essattacken mit Kontrollverlust.

Zum Glück gibt es außer Essen noch andere Aktivitäten wie Therapien. Wir haben die Basisgruppe Essstörungen. Dort besprechen wir aktuelle Schwierigkeiten. Obwohl ich neu bin, muss ich ein Thema ansprechen, das mich belastet.

Ich wende mich an die Therapeutin: »Ich verstehe nicht, warum wir morgens zum Frühstück so viel zuckersüße Konfitüre auf unsere Brötchen schmieren müssen. Zucker ist überhaupt nicht gesund, ich verstehe den Sinn dahinter nicht. Mir wird regelrecht übel von dem vielen Zucker.«

Meine Worte scheinen in der Gruppe nicht gut anzukommen. Eine Patientin greift das Thema auf, doch ich kann ihre Einwände nicht nachvollziehen und argumentiere dagegen. Ich bemerke im Augenwinkel, dass Unruhe bei den Stäbchen aufkommt. Eine verdreht die Augen und zeigt mit ihrer Haltung, genervt zu sein. Mir geht es schlecht. Ich fühle mich zurückversetzt in die Schulklassen. Dort war ich intensivem Mobbing ausgesetzt. Das Gefühl ist zurück. Ich stehe für mich ein und mein Umfeld verachtet mich für meine Worte.

»Habe ich was Falsches gesagt? Es tut mir leid, wenn es jemandem wegen mir nicht gut geht. Was habe ich denn gesagt?«

Ich schaue angstvoll in die Runde und fange heftig an zu weinen, bin komplett überfordert von dem Geschehen. Ich denke, dass mich alle hassen. Die Stunde ist für mich gelaufen. Die Patientin, die die Augen verdrehte, versucht mich zu beruhigen. Meine Traurigkeit entlädt sich unaufhaltsam. Nach der Stunde kommen wir ins Gespräch und ich beruhige mich.

In der Klinik werde ich nicht mit Mobbing konfrontiert. Die Patienten und Patientinnen unserer Station zeigen überwiegend Respekt füreinander.

Die Wochen vergehen und ich beginne, mich körperlich zu verändern. Ich kann mich nicht mehr beim Duschen anschauen und ekle mich vor mir. Das Berühren meines Körpers fällt mir zunehmend schwerer. Zeitnah teile ich in der Visite dem Arzt Dr. Decker und der leitenden Psychologin Frau Krück meine Erfahrungen mit. Die Visiten sind nicht so nervenaufreibend, doch es dauert Wochen, bis mein schweißgebadeter Körper das kapiert. Zu jeder Visite spreche ich das Thema mit meinem belastenden Körperempfinden an und hoffe, dass mit mir daran gearbeitet wird. Doch es scheint zu heikel und zu komplex.

Ein Einzelgespräch mit Frau Krück deckt mein Trauma auf. Ich sehe den Zusammenhang mit meiner Essproblematik an den tiefgreifenden Lebenserkenntnissen, die so schwer wiegen, dass mir der Appetit auf das Leben vergeht. Frau Krück vermutet woanders den Auslöser. Vorsichtig und behutsam äußert sie, dass die Ursache für meine Essstörung im erlebten Missbrauch zu sehen ist.

Ich schaue sie mit glasigen Augen an und sage leise: »Das ist so oft geschehen.«

Sie nickt mir zu. Ich stehe neben mir wie unter Schock. Ich vermute, dass ich die Zusammenhänge verdrängt habe. Sie waren tief in meinem Innersten vergraben. Sie sind an die Oberfläche gelangt und mein Körper gerät außer Kontrolle.

Was ich im Griff habe, ist mein Benehmen am Tisch – kurzzeitig! Ich sitze Irene gegenüber. Sie ist am gleichen Tag in die Klinik gekommen und wir verstanden uns auf Anhieb. Ich erzähle Irene am Frühstückstisch, dass ich am Vortag einen Fruchtjoghurt mit Himbeergeschmack draußen auf mein Fensterbrett gestellt hatte, damit er schön kühl blieb. Ich freute mich schon, ihn am Abend zu essen. Als ich ans

Fenster ging, sah ich, wie ein Vögelchen vom Fensterbrett flog. Es hatte mit dem Schnabel ein großes Loch in den Deckel gehackt und sich an meinem Joghurt bedient. Ich finde das gar nicht lustig, aber Irene hat Bilder vor Augen, die dazu führen, dass sie anfängt zu lachen.

Wir sitzen in diesem Moment an Tisch Eins. Hier redet kaum einer und alle schauen eher traurig auf ihren Teller wie in der ersten Klinik. Das ist nicht gerade das passende Umfeld, aber ich stimme mit ein und kann nicht aufhören. Ich übertreibe es und lache so intensiv, dass mir die Tränen in Strömen von den Wangen laufen und meine Bauchmuskeln schmerzen. Ich kann kaum Luft holen und erbreche fast mein Essen, was den Lachanfall verstärkt. Bei mir gibt es entweder ganz oder gar nicht. Anschließend reichen kleine Anstöße und schon sind wir im Lachanfall gefangen. Frau Hurtzig sagt uns, wenn eine Klinikbegehung erfolgt, sollen wir nicht lachen, das käme nicht gut.

Diese unbedarfte Äußerung holt meine Angst zurück. Ich sehe die Visite mit Herrn Dr. Albrecht vor Augen, bei der ich mich albern benahm. Ich glaube, dass neben der Medikamentenverweigerung mein albernes Verhalten dazu beitrug, dass er mich vorzeitig entlassen wollte, ich schien schließlich gesund.

Meine Konsequenz ist, mich von Irene wegzusetzen und mich so auszurichten, dass ich sie nicht einmal im Augenwinkel sehen kann. An der anderen Seite des Tisches ist ab sofort mein Platz mit Blick auf die Gardine. Frau Hutzig bekommt das mit und nach einem Gespräch und ein paar Tagen eigener auferlegter Karenzzeit setze ich mich Irene wieder gegenüber. Ich habe mich besser im Griff.

Knapp fünf Wochen, bis zum 8. März 2019, kann ich mit einigen Einschränkungen die Veränderung meines Körpers aushalten. Dann wird es unerträglich. Ich schreibe Frau Krück, die gerade Frau Reuter im Urlaub vertritt, einen Brief:

Sehr geehrte Frau Krück,
es ist sicherlich ungewöhnlich, von einer Ihrer Patientinnen einen Brief zu erhalten. Aber da mir das Anliegen so wichtig ist, möchte ich mir sicher sein, dass ich nichts vergesse oder mir die Worte im Gespräch fehlen.

Seit etwa 20 Jahren halte ich mein Gewicht auf mehr oder weniger 50 Kilo stabil. Darunter bin ich abgerutscht, wenn ich plötzlich mit dem Essen aufhörte. Dann bekam ich Angst und Verzweiflung machte sich breit. Ansonsten habe ich meinen Körper über die Jahre angenommen und akzeptiert. Zu Zeiten, wo ich mehr wog, hat nicht die Zahl auf der Waage entschieden, dass ich mich nicht wohlfühlte, sondern mein Körperempfinden. Ich lehnte mich ab, fühlte mich hässlicher und der Ekel sowie die Scham vor mir selber und die Scham, von anderen betrachtet zu werden, waren schwer auszuhalten. Albträume begleiteten mich.

Früher aß ich zwei Brötchen, ein bis zwei Stück Kuchen und eine ordentliche warme Mahlzeit am Abend und regelmäßig Zwischenmahlzeiten. Abends naschte ich gerne.

Durch die seelischen Notsituationen bin ich von dieser für mich guten Ernährung abgekommen und habe es nicht geschafft, allein dahin zurückzukehren.

Ihre Klinik, das Team und das Konzept helfen mir. Ich habe durch sie wieder gelernt, Brötchen zu essen und gute Portionen zu schaffen. Zudem freue ich mich auf Nougatcreme und Müsliriegel. Ich bekomme durch das hohe Engagement des Teams viele wertvolle gedankliche Brücken gebaut, raus aus dem Sumpf, ins Leben zurück. Dass es mir schwerfällt, dies in meinen Gedanken zu verankern, liegt sicher daran, dass die Sehnsucht, nicht mehr leben zu wollen, wie Sie wissen, seit etwa 22 Jahren besteht. Da braucht es Zeit, Neues anzunehmen. Ich arbeite an dem, was Sie und das Team mir mitgeben. Jeden Tag rufe ich mir Erlerntes in Erinnerung. Ich möchte gerne weiter mit Ihnen arbeiten und profitieren. Ich habe bei Ihnen erreicht, mein Gewicht, mit dem ich Jahrzehnte zurechtkam, wiederzuerlangen. Ausgesprochen wichtig ist es mir noch, den Zustand zu ergründen, warum ich mit dem Essen aufhöre. Dies ist nach meinem Empfinden ein Symptom, das aus den vergangenen Erlebnissen der Angst vor der Zukunft, der Perspektiv- und Hoffnungslosigkeit resultiert. Daran möchte ich mit Ihnen gerne arbeiten.

Ich habe Ihnen den Brief geschrieben mit der Bitte, zu überdenken, ob Sie mir für mein aktuelles Gewicht von 50,3 Kilo einen Haltevertrag anbieten können. Die seelische Belastung, die entstanden ist, weil mein Körper eine Form annimmt, mit der ich nicht mehr umzugehen weiß, schwächt mich und erzeugt ungute Gedanken. Diese Störung zu bearbeiten ist mir wichtig. Wie Frau Reuter andachte, könnte ich im weiteren Verlauf tagesklinisch oder mit Herrn Hoffmann daran arbeiten. Zu all den anderen Anstrengungen überfordert mich der Ekel, die Angst und den Selbsthass zu bekämpfen. Gedanken aus Kindheitstagen kommen hoch. Mir machen die ersten Albträume über die »stämmige« Rosa Angst, die sich gehasst und ausgegrenzt fühlt.

Bitte geben Sie mir die Möglichkeit, mich die verbleibende Zeit auf mein zweites Ziel zu konzentrieren: Mich bis zum Entlassungstag zu festigen und zu stabilisieren, damit mich zukünftige Geschehnisse nicht einbrechen lassen. Ich würde mich einer Gewichtszunahme nicht verweigern. Vielleicht geht es wie von selbst weiter nach oben.

Mit freundlichen Grüßen
Rosa Männlein

26

Gemeinsam mit zwei Patientinnen sitze ich auf dem Klinikflur. Wir warten auf die Therapiestunde – soziales Kompetenztraining. Gegenüber von uns ist Frau Krücks Büro. Im Augenwinkel bemerke ich, wie sich ihre Tür öffnet. Scheinbar fand eine Besprechung statt. Herr Dr. Decker kommt auf mich zu.

»Wir haben Ihren Brief gelesen und uns besprochen. Sie müssen weiter bis 55 Kilo an Gewicht zunehmen. Dann haben Sie erst das Mindestgewicht erreicht. Einem Haltevertrag können wir nicht zustimmen.«

Mir wird ganz komisch.

»Ich glaube, mein Herz schlägt nicht mehr richtig. Meine Beine zittern und mir bleibt die Luft weg. Ich fühle meinen Puls nicht mehr!« Ich schaue mich panisch um.

Herr Dr. Decker kann meine Reaktion nicht einordnen und ich erst recht nicht. Ich stehe unter Schock und massivem Stress.

Was hier passiert, ist nicht gut. Durch meinen schrecklichen Körper, den ich nicht mehr ertrage, bin ich in einen desolaten Zustand abgerutscht. Ich darf auf keinen Fall entlassen werden, bevor ich mich annähernd annehmen kann. Weil ich traumatisiert bin, wird dieses Thema nicht angegangen. Eine Körperexposition – sie wird therapeutisch begleitet und konfrontiert einen wiederholt mit dem eigenen Spiegelbild – findet nicht statt. Ich hätte eh nicht gewusst, wie ich meine Ängste unter Kontrolle halten soll. Die Klinik betrachte ich als Schutzraum, den ich nicht verlassen kann. Nun wird mir unter diesen Bedingungen auferlegt, weiter zuzunehmen. Ich hoffe inständig, dass sich die Einrichtung meiner belastenden Thematik annimmt.

So wie ich verändern sich die meisten von der Station körperlich. Im Speziellen meine Kollegen und Kolleginnen, die »Stäbchen«. Sie sitzen, wie die Wochen zuvor, äußerlich ruhig auf ihren Stühlen und bleiben ihrem Modestil treu. Ich hingegen nicht! Durch die Veränderung meines Körpers lege ich mir andere Bekleidung zu und ein ungewöhnliches Verhalten. Ein Schlüsselerlebnis war die Visite eine Woche zuvor. Ich fühlte die Blicke des Klinikpersonals, das meinen Körper beim Hinausgehen genau betrachtete. Ich assoziierte spontan das Märchen von Hänsel und Gretel in meine Gedankenwelt hinein, wie die Hexe regelmäßig prüft, ob Hänsel schon reif ist.

Ich ziehe mir nur noch weite Sachen an, um mich nicht zu spüren und weil ich mich entsetzlich schäme. Ich schäme mich vor mir, zudem kann ich es nicht ertragen, dass jemand meine Körperproportionen erkennt. Ich kaufe mir lange Jacken, schlabberige Hosen und Schals, die bis über die Knie reichen. Im Sitzen lege ich sie mir über die Beine, um sie vor mir und den anderen zu verbergen.

Ich betrachte mein nacktes, aufgeblähtes Gesicht im Spiegel und raste aus. Ich will mir etwas antun, aber nicht in der Klinik, um deren Statistik nicht zu ruinieren. Ich laufe früh am Morgen zu Frau Hurtzig und teile ihr mit, dass ich entlassen werden möchte, sofort! Im Gespräch werde ich aufgefangen und bleibe. Meine Strategie ist, mir einen Schal um mein Gesicht zu wickeln, um die Augen schminken zu können. Ich komme besser zurecht, weil ich mich nicht mehr anschaue.

Ich verstecke mich, indem ich mir die Haare über mein Gesicht kämme. So kann ich die anderen sehen, sie mich aber nicht. Das hoffe ich zumindest. Ich halte mein Aussehen nicht aus. Ich kann mich nicht ertragen.

In meinem Körper bin ich nicht mehr sicher. Ich gerate in extreme Gefühlssituationen. Meine Figur macht mir Angst. Ich empfinde Bedrohung überall an mir. Durch die physische Veränderung fühlt es sich an, als ob sich mir ein Monster übergestülpt hat und ich es mit mir rumschleppe. Es lässt sich nicht abschütteln, nicht abwaschen, verfolgt mich am Tag und in der Nacht, ins Bad, auf die Toilette und selbst in mein Bett. Ich kann nachts nur auf dem Rücken liegen. Arme und Beine lege ich so, dass diese keine anderen Körperstellen von mir berühren. Es ist unmöglich geworden, mich zu drehen oder auf der Seite zu schlafen, wie ich es gerne tat. Eine intensive schiere Verzweiflung breitet sich in mir aus und setzt mir psychisch zu. Ich weine innerlich viel. Eine Pflegerin empfiehlt mir zum Spannungsabbau einen Kühlakku oder einen Igelball. Ich spüre keine Linderung, dafür unbändigen seelischen Schmerz.

Ich kann meine Oberschenkel nicht mehr berühren! Wir sitzen in einer Therapiestunde und ich schaue sie an, diese Oberschenkel, die nicht von mir sein können. Ich wende mich von ihnen ab, seit diesem Moment gehören sie nicht mehr zu meinem Körper. Ich kann sie nicht ertragen. Ich bin traumatisiert. Da ist was Schlimmes geschehen, das sich tief in meine Seele einbrennt und zurückbleibt bis heute.

Ich kann mich nicht mehr niederknien, weil die prallen Ober- und Unterschenkel aufeinanderstoßen und puren Ekel und Angst auslösen. Wenn ich auf einem Stuhl sitze, dann auf der Kante. Meine Beine und mein weiches Gesäß auf der Sitzfläche zu spüren, halte ich nicht aus. Die Empfindung, wenn mein Rücken die Lehne berührt, erzeugt so extreme Panikgefühle, dass ich es kein weiteres Mal versuche.

Meine Hände verstecke ich in den Ärmeln. Sie fühlen seit Wochen nur Stoff um sich herum. Ich gerate in motorische Unruhe. Ständig gehen meine Beine hin und her. An einem der Tage stoße ich mit meinem Gesäß leicht gegen die Kante einer Arbeitsfläche. Ich erschrecke über dieses hochsensible, unerträgliche Gefühl. Möbelstücken komme ich seit dem Vorfall nicht mehr nahe.

Meine Dinger wachsen! Sie schmerzen und verändern sich. Wenn ich mein Gesicht mit der Hand berühre, komme ich mit dem Oberarm dagegen. Dann fließen diese inneren Tränen und Ekel und Übelkeit ergreifen mich. Ich gehe in ein Geschäft für Damenwäsche und kaufe mir ein Bustier, um sie weg zu quetschen. Der Druck dieses Bekleidungsstückes verschlimmert das Gefühl. Ich besuche meine Frauenärztin und bitte sie, die Dinger zu untersuchen. Da muss etwas nicht stimmen, mit denen. Es ist alles in Ordnung. Mir ist klar, dass wenn die Klinik mich in diesem Zustand entlässt, ich draußen untergehe.

Das Wiegen zweimal die Woche wird zur Qual. Zuvor hatte ich Angst vor dem Ergebnis, aber es störte mich nicht, mich vor den Pflegerinnen bis auf die Unterhose zu entkleiden. Nun fange ich an, vor Angst zu zittern. Ich bin schutzlos.

Nach dem Brief vom 8. März an Frau Krück gerät mein Gewicht in den roten Bereich. Ich rutsche auf 50 Kilo ab. Mindestens 50,8 Kilo hätte ich wiegen müssen. Ich bekomme die Vorgabe, eineinhalb Portionen zu essen. Drei Brötchen am Morgen und eineinhalb Portionen zu Mittag. Wenigstens passen die Proportionen. Großer Essteller – große Massen. Der Vorteil ist, dass die Verhältnismäßigkeit hergestellt ist. Abends dürfen wir uns nach wie vor das Brot und die Beilagen selber zusammenstellen. Mit den Wochen hatte ich angefangen, mich an die Portionen zu gewöhnen und sie mir schmecken zu lassen. Nun wird die Esserei wieder zur Tortur. Wenn es mir nicht gelingt, die Nahrung bis auf den letzten Krümel in der geforderten Zeit aufzuessen, muss ich für jede Komponente, die auf dem Teller zurückbleibt, ein Mampfubin trinken. Also stopfe ich in ungesunder, freudloser Art das Essen in den Körper. Um mehr geht es nicht.

27

Ich bekomme das Angebot, an Tisch Zwei zu wechseln, darf Pflaumenkonfitüre essen und selber entscheiden, was und vor allem wie viel ich meinen Brötchen an Kalorien zumute. Beim Mittagessen schaut die Tischbegleitung weiterhin genau auf mich. Es gibt Beispielteller, anhand derer wir unsere vollladen. Wir oder besser ich bekomme wegen der eineinhalb Portionen Hilfestellung, weil ich mich manchmal mit den Kartoffeln verzähle oder die Mengen falsch abschätze. Das kann schon mal passieren! Neun Kartoffeln auf einen Teller zu packen, ist ja schon eine unübersichtliche Anzahl. Meist begleitet mich Frau Hurtzig.

Ich stehe traurig und schüchtern mit angstbehaftetem Blick am Buffet und schiebe das Servierbesteck in die Speisen. Zurückhaltend und leise kommuniziere ich mit wenigen Worten: »So viel?« oder »Reicht das?« oder »Ist das so in Ordnung?«

Mit Seitenblick in Richtung der Tischbegleitung versuche ich einzuschätzen, ob sie einverstanden ist.

»Seien Sie doch mal ein bisschen energischer und lauter, Frau Männlein. Ich verstehe kaum, was Sie sagen.«

Frau Hurtzig scheint genervt.

Ich strenge mich an und schiebe den Pfannenwender mit Schwung unter die fettig triefende Gemüselasagne und sage lauter: »So?«

»Das war besser, jetzt können wir mit Ihnen arbeiten.«

Oh, sie wollen doch mit mir arbeiten. Endlich geht es los. Es war nur ein Spruch ohne Bedeutung. Nach vielen Tagen ist mir das klar.

Ich bin nicht zurück im grünen Bereich, wiege 50,7 Kilo. Es fehlen noch 500 Gramm.

Am Wiegetag machen wir unsere Kreuzchen an die entsprechende Stelle auf der Tabelle und besprechen das Gewicht mit unserer Psychologin. Da ich mir den Wert nicht sagen lasse, erfahre ich ihn erst bei Frau Reuter. Ich hangle mich von Wiegetermin zu Wiegetermin, schön parallel, entlang der Linie, die den roten vom grünen Bereich trennt. Mir gelingt der Sprung auf die andere sichere Seite nicht.

Am 26. März 2019 ist erneut Gewichtskontrolle.

Die Pflegerin ist irritiert. »Sie stehen nicht auf meiner Liste, werden Sie heute entlassen?«

Ich kapiere gerade gar nichts.

»Nein, besprochen ist, dass ich anschließend in die Tagesklinik wechsle. Aber nicht heute, darüber muss ich doch vorab informiert werden.«

Ich bin mir sicher, dass dies ein großes Missverständnis ist. Am Empfang erfahre ich die Neuigkeit. Ich werde heute entlassen. Keiner sagte mir ein Wort. In wenigen Minuten muss ich mein Zimmer räumen, weil die Reinigungskraft loslegen will.

Etwas Ähnliches habe ich eine Woche zuvor mitgemacht. Da ging es mit ärztlicher Anordnung um einen Wechsel vom Zweibett- in ein Einzelzimmer. Ich bekam über wenige Wochen sechs Patientinnen in mein Zimmer. Die letzte zog wegen mir aus. Der Auszug der anderen Patientinnen hatte mit mir nichts zu tun. Diese letzte Patientin, die war schrecklich! Ungefähr so wie ich Manuela aus der zweiten Klinik beim ersten Eindruck wahrnahm. Bei dieser Dame bestätigte sich hingegen der zweite Eindruck. Sie musste in mein Zimmer wechseln, weil ihr Doppelzimmer im Erdgeschoss renoviert wurde. Die Dame verkraftete die Trennung von ihrer Zimmerkameradin nicht. Aufbrausend, tränenüberströmt und mit Handy in der Hand, erzählte sie mir von diesem Schicksalsschlag, als ich mein Zimmer betrat.

Meine ersten Gedanken und Wahrnehmungen:

- *Ups, da ist wohl jemand in die Kinderebene abgerutscht.*
- *Das ganze Zimmer stinkt nach Parfüm. Das ist unzumutbar.*
- *Aus dem am Bett hängenden Kopfhörer dringen so laute Stimmen, dass ich jedes Wort verstehe. Warum muss der Fernseher laufen, wenn sie nicht schaut?*

- *Sie telefoniert laut, aufbrausend und ungehalten in Russisch oder so. Sie wirkt außer sich, dass sich ihre Stimme zu überschlagen scheint.*
- *Ich kann es nervlich nicht aushalten, wenn sie im Zimmer telefoniert. Ich brauche dringend Ruhe. Sie macht keine Anstalten, das Telefonat zu beenden oder rauszugehen. Das kann was geben.*

Ich öffnete das Fenster, um den extremen Gestank in die Natur zu entlassen.

»Kannst du bitte das Fenster schließen? Ich habe Probleme mit meinem Nacken und vertrage keine Zugluft«, sagte Olga.

»Hier riecht es intensiv nach Parfüm. Ich kann den Geruch nicht aushalten. Wenn das Zimmer durchgelüftet ist, schließe ich das Fenster«, sagte ich und setzte mich auf mein Bett.

Zum Schutz meiner Privatsphäre hatte ich mir vor ein paar Wochen eine Trennwand aus schwarzen Metallstäben gekauft und diese mit pastellfarbenem Krepppapier verkleidet. Um sie schöner zu gestalten, hängte ich Fotos aus einer Zeitschrift dazu. Die Trennwand bot mir wieder Schutz, jedoch keineswegs gegen Gestank und Lärm. Da musste ich als Nächstes ran, weil ich merkte, dass es mir psychisch schlechter ging. Ich war überfordert von Olga, ihrer Lautstärke, ihrem Geruch und ihrem hyperaktiven Verhalten. Da passte nichts zusammen.

Ich ging aus dem Zimmer, um mich zu sammeln, und kam mit zwei Bitten zurück: »Kannst du bitte den Kopfhörer leiser stellen? Ich höre jedes Wort bis in mein Bett. Zudem bitte ich dich, draußen zu telefonieren.«

Anschließend ging ich raus und kam erst spät am Abend zurück. Das Zimmer war leer. Nur ein graues Keilkissen lag einsam und verwaist auf einem Stuhl. Ich nahm es auf und kümmerte mich fortan um es.

Am folgenden Tag fragte mich Frau Reuter lächelnd: »Was haben Sie denn mit Ihrer Zimmergenossin gemacht? Sie ist gestern wegen Ihnen abgereist.«

»Abgereist? Ich dachte, sie ist in ein anderes Zimmer umgezogen. Ich habe gar nichts Schlimmes gemacht.«

Meine Antwort interessierte sie nicht wirklich. Da lag mehr im Argen mit dieser Dame, analysierte ich.

Die Belastungen mit den Zimmergenossinnen waren für mich kräftezehrend. Frau Reuter empfahl mir, ein therapeutisch begründetes Einzelzimmer bei Herrn Dr. Decker zu beantragen. Dies tat ich im Anschluss.

Wir saßen Tage später im Therapieraum und wurden in Ernährungstheorie geschult. Die Tür ging auf und eine Frau schaute hinein: »Ist hier eine Frau Männlein im Raum?«

Oh Hilfe, was ist denn jetzt schon wieder passiert, dachte ich angstvoll und stand auf.

Vor der Tür bekam ich die Nachricht: »Ihnen ist ab sofort ein Einzelzimmer zugewiesen.«

Wie stark ich die Belastung in mir trug, merkte ich erst bei dieser Mitteilung. Ich lehnte mich an die Wand und atmete aus Erleichterung und purer Freude tief durch.

»Sie haben für den Umzug nicht viel Zeit. Sie müssen sofort Ihre Sachen packen, weil Ihr Raum gleich gereinigt wird. Die neue Patientin soll demnächst einziehen.«

Ich unterbrach meine Therapie und eilte in mein Zimmer, um zu packen. Die Reinigungskraft war schon dort. Ich bekam Stress und schaffte so schnell wie möglich alles raus. Hätte ich eher Bescheid erhalten, entstünde nicht diese Hektik. Die Belastung hätte ich gerne vermieden. Als ich das neue Zimmer betrat, war der Ärger vergessen. Es war wunderschön. *Das habe ich gar nicht verdient*, dachte ich. Ich bekam ein helles Eckzimmer mit vielen Fenstern und einem großen Tageslichtbad. Meine erste Aktivität war, sämtliche Spiegel mit meinem Krepppapier zu verhängen. Nun konnte ich mich entspannen.

Jetzt, eine Woche später, stehe ich am Empfang und werde wieder damit konfrontiert, sofort das Zimmer zu räumen. Der Druck ist noch größer. Es muss schneller gehen. *Das kann nicht wahr sein!* Ich fühle mich schikaniert. *Warum bekomme ich vorab keine Information?* Es wäre mir wichtig gewesen, mich auf einen bevorstehenden Wechsel einzustellen. Die Vorgehensweise tut meiner Psyche nicht gut. *Ich werde entlassen und erfahre dies beim Wiegetermin! Warum redet niemand mit mir? Warum werde ich nicht über die Entscheidung informiert?* Zurückhaltend möchte ich wissen, warum der Wechsel in die Tagesklinik so kurzfristig erfolgt.

»Es ist spontan ein Platz frei geworden.«

Ich glaube der Stationsärztin Frau Dr. Weber nicht. Von den 13 vorgesehenen Tagesklinikplätzen begegne ich nur zwei Patienten über die Zeit. Ich verdränge das Thema, weil es nichts bringt. Ich fühle mich abgeschoben und rausgeschmissen. Sie wollen mich nicht mehr haben. Sie versuchen sich meiner zu entledigen. Das habe ich alles schon einmal erlebt. Die Zeit wird knapper. Mein schrecklicher Körper – wer kümmert sich um ihn? Ich fühle, das endet nicht gut.

28

Am Tag nach der Entlassung bin ich als Tagesklinikpatientin bei Frau Reuter.

»Heute ist der 27. März. Wir geben Ihnen zwei Tage Zeit, um Ihr Gewicht zu steigern und in den grünen Bereich zu gelangen. Sie müssen mindestens 52,5 Kilo wiegen. Am 29. März ist erneut Wiegetermin.«

»Wie soll ich das schaffen? Ich wog gestern 52 Kilo. Es ist unmöglich, das in der kurzen Zeit zu schaffen.«

»Sie bekommen das schon hin. Essen Sie Sahnetorten, alles, was viele Kalorien hat.«

»Darf ich beim nächsten Wiegen bitte mein Unterhemd anbehalten? Ich zittere vor Scham und Unwohlsein.«

Sie gestattet es.

Übermorgen ist es zu Ende. Das spüre ich deutlich. Ich kann nicht mehr, werde aufgeben.

Es ist kurz nach Mittag. Ich fahre für zwei Stunden heim, bis zur nächsten Therapie. Zu Hause verliere ich die Fassung. In meiner Verzweiflung rufe ich Herrn Hoffmann an, aber ich erreiche nur die Sekretärin.

»Bitte richten Sie Herrn Hoffmann aus, mir den nächstmöglichen Termin zu reservieren. Ich werde übermorgen entlassen«, sage ich.

Ich setze mich auf unseren dicken, cremefarbenen Wollteppich im Wohnzimmer. Die Beine sind von meinem Körper weit weggestreckt. Bevor ich in die Klinik kam, saß ich hier in geknieter Haltung. Gedankenfrei, mit gutem Gefühl. In dieser anderen Position schmerzt mein Rücken. Ich senke meinen Kopf. Auf dem Sofatisch steht ein Teller mit zwei Scheiben belegtem Brot. Ich rühre sie nicht an. Ich denke nach … Ganz intensiv … Ganz intensiv. Da ist etwas in mir, das nicht aufgeben will. *Auf diese sich anbahnende Weise werde ich die Klinik nicht verlassen. Ich werde kämpfen, um zu bleiben. Die Ein-*

richtung muss mir helfen, meinen Körper zu ertragen. Also treffe ich eine Entscheidung: *In zwei Tagen werde ich im grünen Bereich sein!* Ich schalte meinen Kopf aus und beginne, die Brotscheiben aufzuessen und zwei Flaschen Mampfubin aus meinem Vorrat zu trinken.

Zurück in der Klinik hole ich mir fünf weitere Flaschen Mampfubin von der Zentralstelle. Mit ihnen begebe ich mich nach der Bewegungstherapie in eine der Umkleidekabinen. Ein trister, praktikabler, kleiner Raum.

Abgeschirmt von den Blicken der anderen öffne ich die erste Flasche. Es ist die Geschmacksrichtung Erdbeere. Den Inhalt trinke ich schnell aus. Es sind nur 200 ml. Ich öffne die zweite Flasche mit Vanillegeschmack und leere sie in wenigen Zügen. Dann kommt die dritte, noch einmal Erdbeere. Die Hälfte schlucke ich runter und muss absetzen. *Ich darf keine Pause machen* und zwinge mich, sie zu leeren. *Mein Magen fühlt sich voll an*, darauf kann ich keine Rücksicht nehmen und öffne die vierte Flasche. Diesmal trinke ich Schokolade. Der Inhalt will nicht in meinen Magen. Ich bekomme die Flüssigkeit nicht geschluckt. Ich setze noch einmal an. Ein Teil rinnt mir aus den Mundwinkeln. Den Rest schlucke ich runter. *Noch eine Flasche.* Ich muss kurz Pause machen. *Mein Kopf brennt. Da fühlt sich was ganz komisch drinnen an. Es ist nur noch eine. Die werde ich doch wohl runterbringen.* Es gelingt mir, obwohl ich fast erbreche. Das Ganze hat etwa fünf Minuten gedauert. Mit den beiden Mampfubinflaschen, die ich vor einer Stunde getrunken habe, habe ich 2100 Kalorien zu mir genommen. Mein Körper macht nicht mit. Ich schleppe mich in einen Aufenthaltsraum im Kellergeschoss, wo zufällig Irene sitzt. Ich klappe auf einem großen Kissen zusammen. Eine Zeit lang kann ich mich kaum bewegen und reden. Mir ist schlecht und ich habe Schmerzen. Mein Kopf ist taub. Irene bleibt an meiner Seite. Sie scheint nicht beunruhigt.

»Ich kenne das Gefühl. Wenn ich unkontrolliert esse, fühle ich mich so.«

Das ist aber kein erstrebenswerter Zustand, denke ich.

Es ist spät und ich muss heim zu Abend essen! In Zeitlupe erhebe ich mich. Mir ist schwindelig, ich kann nicht mehr geradeaus laufen und lalle beim Sprechen. Irene begleitet mich zum Auto. Sie macht sich Sorgen, dass ich einen Unfall baue. Das bewahrheitet sich nicht. Ich fahre zur Schwiegermutter. Mein Mann und Markus sind bereits dort. Die Gruppe samt meiner Schwiegermutter schaut mich irritiert an, als ich schwankend und lallend den Raum betrete. Ich erzähle kurz, was geschehen ist. Dabei scheine ich irgendwelche komischen Witze zu reißen, da sich die drei amüsieren. Mir ist nicht nach Spaß zumute. In mir herrscht Panik vor.

Heute gibt es Kartoffeln, Gemüse und Fleisch. Ich lade mir den Teller voll mit Kartoffeln. Die spaßige Stimmung der anderen wechselt in Besorgnis. Sie schauen mich an und sind schockiert über mein Verhalten. So haben sie mich noch nie essen gesehen. Das erste Mal in meinem Leben wird mir der Teller weggenommen. Markus kann sich das nicht weiter ansehen. Ich muss eine Pause machen. Mir geht es psychisch extrem schlecht. Darauf kann ich keine Rücksicht nehmen. Kurze Zeit später darf ich weiteressen.

Ein schlimmer Tag neigt sich dem Ende zu. Vollgefressen liege ich im Bett. Ich ertrage mich nicht. Überall fühle ich dieses weiche Fleisch. Ich habe Angst und weine mich in den Schlaf.

Am nächsten Tag gebe ich mich wieder der Fresserei hin. Meiner Psychologin erzähle ich von der Reaktion auf das Mampfubin. Sie schaut mich an und überlegt, mir die Mampfubinrationen zu kürzen. Außer diesem Gespräch stehen Visite, Kunsttherapie und therapeutisch begleitetes Kochen auf dem Plan. Herr Dr. Decker und Frau Dr. Weber leiten die Visite.

»Wir glauben, dass Ihre Essstörung symptomatisch ist und Sie vordergründig mit Ihrem ambulanten Psychologen traumatherapeutisch arbeiten sollten. Wahrscheinlich werden Sie morgen entlassen, da Ihr Gewicht nicht in den grünen Bereich gelangt ist. Haben Sie schon einen Termin mit Herrn Hoffmann ausgemacht?«, fragt Herr Dr. Decker.

»Ich werde morgen die Klinik nicht verlassen, weil ich es schaffe, den grünen Bereich zu erreichen.«

»Das würden wir Ihnen wünschen, Frau Männlein.«

»Darf ich denn in der Zukunft wiederkommen, wenn ich mit dem Essen erneut Probleme bekomme?«

»Wenn Sie weiterhin in Ihrem Zuhause wohnen bleiben, werden Sie Ihre Probleme nicht in den Griff bekommen. Sie sagten ja, dass Sie nicht weg möchten. Wir können Ihnen nicht mehr helfen. Wir nehmen Sie erneut auf, um Sie kurzfristig zu stabilisieren, und dann werden Sie bedingt durch die Situationen in Ihrem häuslichen Umfeld wieder an Gewicht verlieren. Verstehen Sie, was ich damit sagen möchte?«

Ich habe die Botschaft genau verstanden.

Unter diesen Eindrücken verabschiede ich mich und begebe mich in den Anbau zur Kunsttherapeutin. Ich bin zum ersten Mal dort. Die Therapeutin heißt Frau Dill. Sie weist mich und einen Patienten in die Thematik ein. Ich kann nicht zuhören. Das Gesagte aus der Visite fängt an, bei mir seine Wirkung zu entfalten. Ich rutsche ab in einen unerträglichen Gefühlszustand. Eine Mischung aus Verlassen-Werden, Einsamkeit und Aufgegeben-Werden. Diese Komponenten ergeben ein tiefes inneres Gefühl der Hoffnungslosigkeit. Ich kenne es zur Genüge.

Meine Taschentücher reichen nicht, um die Tränen und was sonst beim Weinen aus Körperöffnungen läuft, aufzufangen. Ich hole mir Nachschub am Waschbecken. Dort hängt ein Spender mit Papierhandtüchern. Ich merke, dass mein Verhalten nicht förderlich ist, damit sich Frau Dill auf ihre Aufgabe konzentrieren kann.

Sie spricht mich liebevoll an: »Wir reden gleich mal.« Sie nimmt mich in einen anderen Raum mit. Die gesamten 60 Minuten darf ich meine Seele bei ihr ausschütten. Sie hört mir zu, zeigt Verständnis und Empathie.

»Ich bin Ihnen dankbar, dass Sie mir Ihre Zeit zur Verfügung gestellt haben. Es hat mir gutgetan, mit Ihnen zu reden. Ich fühle mich etwas besser.«

»Das habe ich gerne getan. Da ich Sie nicht gut kenne, wäre es mir lieb, wenn ich Sie an Ihre Psychologin übergeben darf. Dann können Sie ihr mitteilen, wie Sie sich aktuell fühlen.«

Zur Kochtherapie komme ich zu spät. Die Stunde bin ich zermatscht und schwach. Darauf nimmt die Therapeutin Rücksicht. Das Personal ist den Patienten und Patientinnen zugewandt und zeigt hohes Engagement. Es liegt an meinen Voraussetzungen, dass sich mein Zustand verschlechtert. Die anderen Stäbchen machen nach meinem Empfinden gute Fortschritte. Daher denke ich, dass sich das Konzept bewährt.

Am Morgen des folgenden Tages werde ich gewogen, mit Unterhemd! 52,9 Kilo stehen auf der Waage. Ich bin wieder im Spiel und ich bleibe im Spiel. Das Einzige, was wichtig ist und bleibt, ist die Zahl auf der Waage. Mein Hilferuf nach einem besseren Körpergefühl verhallt ungehört. Meine Entlassung ist für den 16. April angedacht.

Ich bitte Frau Reuter um ein Gespräch: »Ich habe mich entschieden, die Klinik am 11. April zu verlassen. Ich verstehe nicht, wie es mir weiterhelfen kann, an Gewicht zuzunehmen, aber meine Psyche instabiler wird. Ich verstehe nicht, was Sie mir vermitteln wollen.«

Der letzte Wiegetermin ist am 9. April. Ich nehme in fünf Tagen 0,6 Kilo ab und setze mein letztes Kreuzchen in den roten Bereich. Aber ich bin bereit zu gehen, weil mein Körper ein beängstigendes Eigenleben führt.

29

In der Entlassungswoche habe ich zum Glück einen Termin bei Herrn Hoffmann. Sein ockerfarbener Sessel, auf dem ich sonst Platz nahm, bleibt monatelang unbenutzt. Ich kann nicht darauf sitzen. Meine Beine und der Rücken lassen es nicht zu. Er bietet mir seinen drehbaren Bürostuhl an. Dieser hat es in sich, weil sich meine massive motorische Unruhe, die ich aus der Klinik mitbrachte, automatisch auf den Drehstuhl überträgt. Und so drehe ich mich hin und her und hin und her. Das geht über viele Therapiestunden so weiter. Mit den Ärmeln stelle ich beruhigende Parallelen her.

Herrn Hoffmann informiere ich über die Empfehlung der Klinik, die traumatischen Erlebnisse therapeutisch aufzuarbeiten. Wir sprechen uns ab, in der nächsten Stunde zu starten. Ich sehe selbst die Notwendigkeit. Meine Vermeidungsstrategie und mein Innen-Ich machen es mir nach wie vor schwer.

Mit viel Geduld vonseiten des Psychologen und nervenaufreibenden inneren Monologen gelingt mir der Start. Vordergründig ist meine schlimme körperliche Verfassung dran, traumatherapeutisch bearbeitet zu werden. Ich helfe fleißig mit, indem ich mein Körpergewicht nach unten reguliere. Es ist einfach und geht von selbst. Irgendwann weine ich innerlich nicht mehr und merke, dass ich mich in mir sicherer fühle. Ich kehre zurück zu meinen Gewohnheiten, mich auf die Seite zu legen oder niederzuknien.

Wir beginnen damit, meine traumatischen Erlebnisse mit den Männern zu bearbeiten.

Zwei Sitzungen schaffen wir, danach geht es steil bergab.

Es ist der 10. Oktober 2019. Ich sitze in unserer Gesundheitseinrichtung und warte auf Kundschaft. Es geht mir immer schlechter. Ich stürze ab, ohne zu verstehen, warum. Ein schwer aushaltbares Gefühl breitet sich in mir aus. Meine Kunden bediene ich, doch in dem

Moment, wo sie die Einrichtung verlassen, rutsche ich erneut ab. Ich schreibe Herrn Hoffmann eine E-Mail.

Gesendet: Donnerstag, 10. Oktober 2019, 10:56
An: psychotherapiepraxis-ghoffmann@yahoo.com
Betreff: Rosa Männlein

Mir geht es ganz schlecht. Ich weiß nicht mehr, was ich machen soll …

Gegen Mittag erreicht mich Herr Hoffmann telefonisch nicht. Daher schreibt er mir per E-Mail, ob ich den Termin heute Nachmittag wahrnehmen kann, damit wir darüber reden können. Ich bestätige.

Die Zeit ist gekommen, dass Herr Hoffmann mit mir einen schriftlichen Lebensvertrag vereinbart. Er hat ihn schon vorbereitet, als ich seine Praxis betrete. Ich merke, dass die mündlichen Absprachen keinen Halt mehr bieten. Das Dokument beinhaltet folgenden Text:

Ich, Rosa Männlein, werde während der Therapiephase am Leben bleiben und mein Leben auch nicht unabsichtlich in Gefahr bringen, egal was passiert und egal wie ich mich fühle. Ich werde bis dahin alle Möglichkeiten nutzen, die mir dabei helfen, dieses Versprechen zu halten. Im Falle einer akuten Verschlechterung werde ich mich sofort an Herrn Hoffmann, meine Hausärztin oder wenn ich niemanden erreichen sollte, an die Akutaufnahme der Psychiatrie wenden.

Datum und Unterschrift von mir und meinem Therapeuten vervollständigen den Vertrag. Das Schriftstück verkleinere ich, lerne es auswendig und stecke es in mein Portemonnaie. Wir vereinbaren zudem einen Notfallplan, damit ich weiß, an wen ich mich wenden kann, wenn er nicht erreichbar ist. Mich beschäftigt der Vertrag, der mir den Weg raus aus dem Leben zu verschließen scheint.

Die nächste E-Mail von mir kommt eine Woche später.

Gesendet: Donnerstag, 17. Oktober 2019, 17:51
An: psychotherapiepraxis-ghoffmann@yahoo.com
Betreff: Rosa Männlein

Hallo Herr Hoffmann,

entschuldigen Sie, dass ich schon wieder maile. Ich habe bei dem Termin heute ein Thema nicht zu meiner Zufriedenheit beendet. Jetzt hängt das bei mir fest.

Das Personal der Essgestörtenklinik war um mich bemüht, engagiert und fürsorglich. Es lag einzig an mir, dass ich nicht verstanden habe, wie ich die Ratschläge umsetzen soll. Die Veränderung des Körpers brachte mich in eine Ausnahmesituation. Mir ist es nicht gelungen, dies den Therapeuten so mitzuteilen, dass sie hätten Maßnahmen ergreifen können. Zudem sind viele Einheiten ausgefallen oder mussten verkürzt werden wegen Krankheit (wissen Sie ja). Gerade in der Zeit, wo ich in eine schwere Notlage geriet. Ich habe gehofft, dass ich aufgefangen werde. Ich war nicht in der Lage, mich entsprechend bemerkbar zu machen.

Zudem habe ich dem Druck nicht standgehalten, im grünen Bereich zu bleiben. Als ich in den roten rutschte, war mein Körpergefühl massiv gestört. Ich hatte das erträgliche Maß verlassen. Ich dachte, dass mich die Klinik in dem Zustand nicht entlassen könne. Es ging mir viel zu schlecht. Aber es gibt Richtlinien und Normen, an die sich eine Frau Männlein halten musste. Da nutzte ein verzweifelter Brief mit Bitte um einen Gewicht-Haltevertrag nichts. Meine Seele hat nicht mehr mitgespielt. Ich habe die Geschehnisse und das schnelle Anwachsen meines Körpers nicht verarbeiten können und es nicht verkraftet. Ich habe massive Angst, das wieder zu fühlen, was die Gewichtszunahme bei mir ausgelöst hat.

Das bringt nichts mehr mit mir, Herr Hoffmann. Ich kann gerade nichts mehr essen. Seit heute Morgen nur eine Scheibe Brot. Es wird immer schlimmer. Außerdem schnürt sich mir mein Hals zu. Ich bekomme schlecht Luft.

Ich versuche mich abzulenken. Die Mail hat mich gerade aus der Bahn gebracht.

Wir sehen uns dann am Montag.

Viele Grüße
Rosa Männlein

Meine körperlichen Beschwerden und meine seelische Labilität nehmen zu. Seit Juli spüre ich einen starken Druck auf dem Hals, der mich nicht mehr frei durchatmen lässt. Wir sprechen über die Möglichkeit, dass ich mich ein weiteres Mal für einen stationären Klinikaufenthalt anmelde. Mein BMI liegt unter 17,5. Kliniken, die Patienten und Patientinnen zur Behandlung von Depressionen aufnehmen, geben einen BMI von mindestens 18,5 vor. Somit könnte ich mich nur in einer Essgestörtenklinik anmelden. Trotzdem telefoniere ich mit renommierten psychosomatischen Einrichtungen, in der Hoffnung, wegen meiner Depressionen behandelt zu werden. Es ist aussichtslos, einfach aussichtslos. Der BMI-Index steht im Weg und zusätzlich haben die Institutionen Wartezeiten von sechs Monaten und länger.

Bei einer Einrichtung überlege ich mich anzumelden. Herr Hoffmann bereitet die Formulare vor. Ich merke, dass ich nicht noch einmal unter Druck zunehmen kann. Ich gebe die Suche auf.

Gesendet: Donnerstag, 21. Oktober 2019, 21:27
An: psychotherapiepraxis-ghoffmann@yahoo.com
Betreff: Rosa Männlein

Hallo Herr Hoffmann,
ich kann einen Klinikaufenthalt nicht noch mal durchstehen. Ich bin im Januar 2019 unbedarft in der Essstörungsklinik an meine Problematik herangetreten. Auf meine Reaktion bezüglich der Ge-

wichtszunahme war ich nicht vorbereitet. Jetzt weiß ich, was passiert und wie es sich anfühlt, wenn ich zunehme. Das war zu schlimm. Ich schaffe das nicht ein weiteres Mal. Es tut mir leid!

Sie brauchen keinen Bericht für eine Klinik zu schreiben und das Anmeldeformular nicht ausfüllen. Ich habe im Lebensvertrag unterschrieben, dass ich mich weder absichtlich noch unabsichtlich in Gefahr bringe. Das könnte in der Klinik schief gehen. Meine Angst vor den schlimmen Gefühlen ist zu groß. Es könnte dort zu viel passieren, was ich nicht kontrollieren kann.

Wir sehen uns am Donnerstag.

Viele Grüße
Rosa Männlein

Wir haben vereinbart, dass Herr Hoffmann sich auf meine E-Mails meldet, wenn ich explizit um Rückantwort bitte. Somit besprechen wir meine Nachrichten meistens persönlich. Doch meine Lebenszeit wird knapper. Ich spüre es deutlich. Ich brauche eine Antwort.

Gesendet: Donnerstag, 10. November 2019, 21:52
An: psychotherapiepraxis-ghoffmann@yahoo.com
Betreff: Rosa Männlein

Hallo Herr Hoffmann,
habe ich eine Persönlichkeitsstörung? Ich muss das unbedingt wissen. Bitte schreiben Sie es mir. Es ist ganz wichtig!

Viele Grüße
Rosa Männlein

Herr Hoffmann antwortet per E-Mail, dass die Frage nicht einfach zu beantworten ist und wir dies bei unserem nächsten Treffen besprechen. Dort bekomme ich mich mit seiner Hilfe unter Kontrolle. Es gelingt mir, zweieinhalb Wochen später an einem Feldenkrais-Seminar teilzunehmen. Diese feinen, leichten, fast bewegungslosen Übungen bringen meinen Körper und meine Seele in eine tiefe Entspannung. Den Kontakt zu den fremden Menschen kann ich aushalten. Es war ein angenehmes Wochenende.

Die nächsten Wochen bin ich stabiler und rutsche nicht ab. Nur die Essstörung begleitet mich weiterhin.

30

Im Januar fliegen Konstantin und ich nach Portugal und bauen eine Veranda aus Eukalyptusholz. Das Dach decken wir mit Fertigmatten aus dünnen Stöcken. Sie liegen etwas auseinander, sodass die Sonnenstrahlen hindurchdringen und einen wunderschönen Sonnen-Schatten-Effekt abbilden. Die Arbeit erfüllt mich, obwohl ich eine tiefe Traurigkeit in mir trage.

Zurück in Deutschland, kommt wenige Wochen später der Rückfall – mit Wucht. Die Lust aufs Leben verhaucht vollends. Mir geht die Puste aus. Ich plane in Gedanken meinen Abschied.

Diesmal bin ich in der Therapiestunde kaum hörbar, schaue ins Leere.

»Ich habe keine Lust mehr. Es gibt keine Klinik, die mich aufnehmen wird. Mir geht die Puste aus. Das bringt nichts mehr. Ich möchte mich von Ihnen verabschieden …«

Herr Hoffmann unterbricht mich: »Sehen wir uns zum nächsten Termin kommende Woche nicht wieder?«

»Nein – ich denk nicht.«

Ich bin ruhig und schaue auf den Boden.

Nach einer kurzen Pause sagt er zu mir: »Ich finde, es ist an der Zeit, einen Break zu machen.«

Ich schaue ihn an. »Was meinen Sie damit?«

»Sie sollten sich zeitnah in eine psychiatrische Einrichtung begeben. Fahren Sie mit dem Taxi hin oder Sie fragen jemanden aus der Familie, der Sie fährt. In Ihrem Zustand ist gerade keine Therapie möglich. Es ist wichtig, dass Sie die Negativspirale unterbrechen.«

»Ja.«

»Rufen Sie in der Psychiatrie unseres Landkreises an. Ein Patient von mir war in dieser Einrichtung und konnte sich gut stabilisieren.«

»Ja.«

»Vielleicht können Sie sich darauf einlassen, ein Medikament zu nehmen. Es kann für Sie leichter werden.«

»Ich weiß nicht? Ich denke darüber nach.«

Herr Hoffmann gibt mir eine Linie vor, einen Fahrplan, und ich nehme ihn an. Meine Gedanken sind umgelenkt. Zu Hause überlege ich mir, wann ich mich einweise. Ich möchte die Entscheidung selbst treffen. Diesmal bin ich dran!

Heute ist Dienstag. Nach meinem Empfinden halte ich mit dieser Perspektive noch ein paar Tage durch. Der Sonntag wird mich ablenken, weil ich einen Kurs gebe. Fünf Kunden sind angemeldet, die möchte ich nicht versetzen.

Am Donnerstag telefoniere ich mit der Psychiatrie. Sie sind zu zweit in der Leitung und empfehlen mir, heute zu kommen. Ich habe das Gefühl, dass sie auf mich warten. Ich vereinbare, mich zu melden, und benachrichtige die Klinik per E-Mail.

Gesendet: Donnerstag, 6. Februar 2020, 12:26
An: psychiatrie-landkreis@info.com
Betreff: Rosa Männlein

Sehr geehrtes Team,
es wäre sicher besser gewesen, wenn ich heute zu Ihnen gekommen wäre, aber ich kann aus meinen Verpflichtungen nicht aussteigen. Das lenkt mich ab. Am Montag bin ich dann da, wenn Sie mich noch aufnehmen möchten.

Viele Grüße
Rosa Männlein

Ich bin überzeugt, die Kontrolle über mein Leben und Sterben in der Hand zu halten. Meine Planung für die Einweisung am Montag ist perfekt durchdacht. Doch ich irre mich. Meine Seele kollabiert früher. Sie will nicht bis Montag warten. Ich kann mich nicht halten. Am Donnerstagabend haut es mich senkrecht in die Tiefe. Ich bekomme schlecht Luft. Mein Herz schlägt angestrengt, ich spüre einen starken Druck auf dem Hals. Der zusätzliche seelische Schmerz wird unerträglich. Ich glaube, dass diese Nacht etwas passiert, was ich nicht aufhalten könnte. Ich schreibe eine E-Mail an die Psychiatrie.

Gesendet: Donnerstag, 6. Februar 2020, 17:11
An: psychiatrie-landkreis@info.com
Betreff: Rosa Männlein

Sehr geehrtes Team,
es geht mir doch viel zu schlecht. Ich glaube, ich schaffe es nicht bis Montag. Kann ich mich heute Abend einweisen? Das wäre dann gegen 20:00 Uhr. Ist das in Ordnung?

Viele Grüße
Rosa Männlein

18 Minuten später erhalte ich per E-Mail eine Rückmeldung. Der ärztliche Direktor der Einrichtung bittet mich in der Zentrale anzurufen und mich mit der diensthabenden Ärztin verbinden zu lassen, um Weiteres zu besprechen.

Es gelingt mir nicht, der Ärztin am Telefon meine Notlage zu verdeutlichen. Ich traue mich nicht, ihr zu widersprechen, als sie meint, dass es ausreicht, wenn ich am Freitagvormittag da bin. Weil für mich feststeht, dass ich diese Nacht nicht zu Hause verbringe und ich mich niemandem aus meinem familiären Kreis anvertrauen werde, gibt es nur eine Möglichkeit, die Zeit bis zum nächsten Tag zu überbrücken.

Ich trage bei Google-Maps meinen Standort ein und die Adresse von der Klinik. Anschließend klicke ich das kleine Männchen an, das die Streckenlänge und den Verlauf zu Fuß symbolisiert. Ich benötige für 48,6 Kilometer, zehn Stunden und neun Minuten. Wenn ich gegen 21:00 Uhr loskomme, bin ich mit Pausen gegen 9:00 Uhr da. Ich drucke die Wegbeschreibung aus und versuche, mir die Strecke einzuprägen. Zwei Google-Fotos nehme ich noch mit. Sie zeigen den Verlauf in einem Waldstück, der mir kompliziert erscheint. Mein Textausdruck für die Wegstrecke sieht folgendermaßen verwirrend aus:

… Leicht rechts abbiegen auf Feldstraße 260 m, weiter auf Straße Am Steinblick 250 m, rechts abbiegen auf Hauptstraße/B 354, weiter auf B 80 1,9 km, leicht links abbiegen, um auf B 80 zu bleiben 2,5 km, leicht links abbiegen auf Wolsener Str./B 218, weiter auf B 218 bleiben und so weiter und so weiter.

Ich werde mit der Textbeschreibung schon zurechtkommen, mache ich mir Mut. Ich packe einen kleinen Rucksack mit dem Nötigsten und schreibe als Nächstes Herrn Hoffmann eine E-Mail:

Gesendet: Donnerstag, 6. Februar 2020, 20:29
An: psychotherapiepraxis-ghoffmann@yahoo.com
Betreff: Rosa Männlein

Hallo Herr Hoffmann,
ich verspreche Ihnen, dass ich versuchen werde, meine Panik vor Medikamenten zu unterdrücken und mich in der Psychiatrie damit auseinanderzusetzen, damit vielleicht doch noch was geht. Ich habe Angst, dass Sie mich nicht mehr nehmen, wenn ich mich dagegen sperre. Ich werde wirklich mein Bestes geben, damit wir besser zusammenarbeiten können.

Es war alles organisiert. Ich wollte heute Abend mit dem Auto in die Klinik fahren, weil es mir schlecht geht. Die Ärztin hat das so eingeschätzt, dass eine Aufnahme morgen Früh reicht. Ich habe mich nicht getraut, ihr zu sagen, dass dem nicht so ist. Ich kann schlecht atmen, mein Hals fühlt sich an wie versteinert und mein Herz schlägt ganz fest und laut. Ich gehe zu Fuß los, damit ich vielleicht an der frischen Luft besser zurechtkomme und um die Nacht irgendwie zu überbrücken.

Ich werde bestimmt in der Psychiatrie ankommen. Ich habe Ihnen versprochen, dass ich mir nichts antue. Auch nicht aus Versehen. Ich ziehe mich warm an, habe eine Taschenlampe und eine Landkarte mit.

Vielleicht muss ich erst einmal ganz tief fallen, damit ich zu mir komme.

Ich melde mich, wenn ich raus bin, dann machen wir doch bestimmt einen Termin, nicht wahr? Es ist doch nur ein Break, damit es besser weitergehen kann. Haben Sie das so gemeint?

Viele Grüße
Rosa Männlein

Er darf mich nicht aufgeben, denke ich, und klicke auf »E-Mail senden«.

Meine Ängste, dass Herr Hoffmann mich aufgibt oder die Nase von mir voll hat, sind unbegründet. Das ändert nichts an der Tatsache, dass sie stark ausgeprägt sind und ich sie schlecht unter Kontrolle habe. Andauernd muss ich mir von Herrn Hoffmann bestätigen lassen, dass er mich nicht rausschmeißen wird. Sobald er mir diese Sicherheit gibt, entspanne ich (kurzzeitig).

31

Ich kleide mich an. Über meine Jeanshose kommt die schwarze Skihose. Eine warme rosafarbene Weste mit flauschiger Kapuze ziehe ich über meinen Pulli, dann folgt die lange dunkelblaue Winterjacke. Als Nächstes wickle ich mir einen dünnen, zartrosafarbenen, langen und ewig breiten Schal um den Hals und darüber einen hellgrauen, flauschig-dicken Riesenschal, den ich als Teppich verwenden könnte. Ich ziehe mir bequeme Wanderschuhe an und bin präpariert. Was ich vergesse, sind meine Armbanduhr und eine Wanderkarte. Ein Handy besitze ich nicht. Den schriftlichen Ausdruck und die beiden Fotos stecke ich in meine Jackentasche und laufe los.

Die Luft ist trocken und kalt. Ich kann besser atmen. Die Temperaturen liegen leicht über null Grad. Ich bin motiviert, die Strecke zu schaffen. Blöderweise komme ich nicht weit. Nach etwa 50 Minuten laufe ich in die falsche Richtung. Ich kenne diesen Teil meines Weges. Er liegt knapp vier Kilometer von meinem Zuhause entfernt. Ich fahre dort ab und zu mit dem Auto entlang und unkonzentriert, wie ich oft bin, folge ich der Landstraße, anstatt rechts abzubiegen, in Richtung des großen Sees. Diesmal passiert mir dieser Fehler erneut, mit fatalen Folgen. Ich laufe etwa eine Stunde gedankenversunken geradeaus, immer der Landstraße folgend. Da ich mir sicher bin, dass der Weg richtig ist, brauche ich mich nicht mit der Googlebeschreibung abzusichern. Da hätte ich wahrscheinlich eh nicht durchgeblickt. Während ich meinem vermeintlichen Ziel entgegenlaufe, bleibe ich die meiste Zeit in der Realität. Ab und zu verliere ich sie kurz. Ich bin mir unsicher, ob ich träume oder in Wirklichkeit unterwegs bin. Real wird es, als ich an einem Dorfeingangsschild stehe, das so ganz anders heißt, als es sollte. Augenblicklich bin ich im Hier und Jetzt angekommen. *Da ist was schiefgelaufen,* stelle ich fest.

Das fängt ja gut an. Ich kann jetzt schon nicht mehr. Wo ist Norden, wo Süden? Mir fehlt komplett die Orientierung. Wenn ich meine

Wanderkarte mitgenommen hätte, könnte ich nachschauen, ob ich einen anderen Weg einschlagen kann. So muss ich wohl oder übel die gesamten fünf Kilometer zurücklaufen. Ich ärgere mich und versuche, dieses Gefühl zu unterdrücken. Ich glaube, ähnlich fühlt es sich an, wenn man sich in der Wüste verläuft und irgendwann an dem Punkt ankommt, an dem man gestartet ist. Nur wissen die armen Seelen in der Wüste nicht, dass ihnen dies bevorsteht und bleiben relativ entspannt und guten Mutes. Im Gegensatz zu mir. Ich gehe wissend die vielen Kilometer zurück, um an die Stelle zu gelangen, wo ich hätte rechts abbiegen müssen.

Es ist spät. Sicher nach 23:00 Uhr. Es ist ein einsamer Streckenabschnitt, den ich beschreite. Keine Häuser, kein Verkehr. Es ist still und dunkel um mich herum. Ein Fahrzeug nähert sich von hinten. Es ist ein weißer Transporter ohne Fenster, der mich überholt. Kurz danach bremst er ab und bleibt mitten auf der Landstraße stehen. Ich halte unvermittelt an, weil ich Gefahr fühle. Mir ist schlecht, vor allem als ich sehe, dass der Fahrer den Rückwärtsgang einlegt und langsam auf mich zurollt. Mir rutscht das Herz in die Hose. In dem Tempo, in dem er auf mich zukommt, laufe ich rückwärts, um den Abstand zu ihm nicht zu verringern. Mit großer Angst nehme ich dieses Ereignis wahr und fühle, dass es nicht gut ausgehen könnte. Der Transporter bleibt stehen. Im Fahrerhaus bewegt sich nichts. Ich warte nicht, bis sich etwas rührt, sondern überquere die Landstraße und renne über eine große Wiese. Sie führt direkt in einen Wald. Ständig blicke ich mich um. Ich sehe, wie der Fahrer auf der Landstraße steht und mit seinem Handy beschäftigt ist. Der Vorfall setzt mir zu. Ich bin total außer Atem, laufe trotzdem weiter auf einem Wirtschaftsweg in den Wald hinein. Nach ein paar hundert Metern verlasse ich ihn und gehe einen Hang hinauf. Ich halte mich an Ästen und Bäumen fest, um mich hochzuziehen, so steil ist er. Aus der Ferne höre ich Hundegebell. *Das sind vielleicht Suchhunde! Ich bin schon ganz bescheuert.*

Nach der anstrengenden Klettertour erreiche ich einen weiteren Weg, der tiefer zwischen die Bäume führt, in Richtung Hügelkuppe.

Ich habe keine Angst. Allein in einem fremden Wald, mitten in der Nacht, darauf habe ich mich eingestellt. Mir tun meine Füße weh und ich bin erschöpft. Da ich viel zu wenig esse und seit kurzem zu wenig trinke, ist mein Körper kraftlos und ausgezehrt. Ich bleibe stehen und stimme unvermittelt ein Lied an.

Frau Männlein steht im Walde um Mitternacht. Sie weiß noch nicht so klar, was sie hier grad macht. Ach was soll's Frau Männelein, lauf doch weiter in den Wald hinein … Dann wird es mir zu albern.

Ich folge dem Weg nach oben. In der Ferne sehe ich die roten Lichter der Windräder. *Wo bin ich?* Ich habe keine Ahnung, in welche Richtung ich laufen muss, und entschließe mich, die Nacht im Wald zu verbringen. Bei Tagesanbruch werde ich mich orientieren. Ich suche eine Stelle, um mich hinzulegen. Links neben dem Weg taucht ein Hochsitz auf. Er steht etwa zehn Meter entfernt, auf einer kleinen Freifläche. *Das ist aber ein hoher Hochsitz! Das wird mein Schlafplatz!* Es ist eine neugebaute Holzkonstruktion mit einem Dach und einer Sitzbank. Ich richte mich ein und versuche, eine bequeme Position zu finden. Es ist aussichtslos. Ich bekomme Schmerzen, friere und übernächtige. Dies ist eine unangenehme Empfindung. Ich musste schon mit schlimmeren Gefühlen umgehen.

Ein Käuzchen schreit. Scheinbar sitzt es in der Nähe auf einem Ast. Aus der Ferne höre ich Hubschrauber. *Mitten in der Nacht? Das sind vielleicht Suchhubschrauber! Ich bin schon wieder ganz bescheuert.*

Ein lautes Geräusch schreckt mich aus meinen Gedanken. Etwas peilt die Brüstung meines Hochsitzes an und verschwindet in der Dunkelheit. *Sicher ein Nachtvogel, der sonst dort sitzt, und ich habe ihn vertrieben.*

Das ewig tiefe Dunkel verändert sich mit den Stunden. Die Umrisse der Bäume kann ich besser erkennen und die ersten Vögel beginnen zu zwitschern. Leichter Nebel liegt über dem Waldboden. *Ich wüsste gerne, wie spät es ist.* Als es hell genug ist, packe ich meine Sachen. Mein Körper ist ausgekühlt, ich möchte mich bewegen, um warm zu werden. Meine Fußsohlen schmerzen, als ich auf die Sprossen der Holzleiter trete. *Was ist denn da los?* Unten angekommen, humple ich in Richtung der Windräder. Es könnten die sein, die in der Nähe des Ortes stehen, den ich vor Stunden durchlaufen wollte. Der Wald endet vor einer Wiese. Unten im Tal ist tatsächlich der Ort zu erkennen. Immerhin ein Lichtblick!

Den Hügel talwärts zu gehen, bereitet mir Schwierigkeiten, weil die Schmerzen mich bremsen. Mit der Zeit laufe ich mich ein und die unangenehme Empfindung lässt nach.

32

Kurz vor dem Ortseingangsschild treffe ich auf die Landstraße. *Ich sehe bestimmt total verwildert aus!* Weil ich in der Nacht dauernd meinen Kopf in meiner Kapuze und dem eingewickelten Schal hin- und hergedreht habe, sind meine Haare verfilzt und stehen in alle Richtungen. Das fühlt sich zumindest so an, wenn ich mir auf den Kopf fasse. Zum Glück habe ich keine Möglichkeit, mich im Spiegel zu betrachten. Meine Tagesschminke um die Augen wird sicher auch nicht mehr frisch aussehen. Die Skihose ist verschlammt und meine klobigen Wanderschuhe sind top-dreckig.

Ich komme an einem Sanitärfachhandel vorbei, der seinen Laden an der Hauptstraße hat. Der Hauptladen der Firma ist in unserem Ort ansässig. Wir sind dort Kunden. *Hoffentlich kennt mich hier niemand.* Weitere Geschäfte gibt es in dem Ort nicht und heute Vormittag muss ich in der Psychiatrie sein. Da kann ich nicht ewig rumsuchen. Da der Laden hell erleuchtet ist und ich Angestellte sehe, bin ich scheinbar zu einer zivilen Zeit unterwegs. Mutig betrete ich das Geschäft, um zu fragen, ob mir jemand ein Taxi bestellen kann. *Warum können die in diesem Laden nicht Melkzubehör oder Schlammpumpen verkaufen? Dann würde ich weniger auffallen.* Eine schmale, adrett gekleidete Frau kommt auf mich zu. Ich schäme mich. *Das ist peinlich, was hier geschieht.*

Sie lächelt mich an. »Wie kann ich Ihnen helfen?«

»Ich komme aus dem Norden *(stimmt ja auch).* Ich mache eine Wanderung und möchte weiter in Richtung Süden. Aber ich habe mich in der Nacht im Wald verlaufen und musste die Zeit dort verbringen.«

Im Winter eine Wanderung, klar... Ich rede mich gerade um Kopf und Kragen, das glaubt sie mir nie im Leben.

»Jedenfalls möchte ich Sie fragen, ob Sie mir ein Taxi rufen können, damit ich die nächste Etappe schneller erreiche.«

»Ich rufe Ihnen gerne ein Taxi. Möchten Sie sich so lange hier an den Tisch setzen?«

Sie zeigt auf einen Besprechungstisch mitten im Raum.

»Was halten Sie von einem heißen Tee? Sie sehen ganz verfroren aus.«

»Gerne«, sage ich und schaue an mir runter.

»Mit meinen Schuhen mache ich Ihnen den Teppich ganz schmutzig.«

»Das ist überhaupt nicht schlimm. Setzen Sie sich.«

Kurze Zeit später bringt sie mir eine Tasse Pfefferminztee mit einem Gebäck. Es dauert einen Augenblick, bis sie zurückkommt, um mir mitzuteilen, dass das Taxi unterwegs ist. Nach einer Viertelstunde verabschiede ich mich dankend und steige ins Gefährt. Das Radio läuft. Nach ein paar Liedern folgen die Nachrichten. Ich habe Angst, weil ich nicht weiß, was ich mit meinem Fortgang ausgelöst haben könnte. *Was ist, wenn die im Radio nach mir suchen? Aber mich dürfte niemand vermissen. Konstantin hatte ich gestern informiert, dass ich am Abend mit unserem Auto in die Geschlossene fahre. Er ist noch auf Montage und denkt, dass ich längst angekommen bin. Er wird erst heute Mittag daheim sein, unser Fahrzeug sehen und sich vielleicht wundern. Herr Hoffmann, wird die E-Mail demnächst lesen und ich habe ja geschrieben, dass ich ankomme.*

Die Taxifahrerin unterhält sich mit mir, ich antworte abschweifend und gebe wenig preis. Ich bin mit meinen verdreckten Klamotten, meiner explodierten Frisur und der frühen Uhrzeit mit Gewissheit eine ungewöhnliche Kundin. Vor allem, weil ich ihr nicht beantworte, wo ich hinmöchte. An einem Tourismusbüro in der Nähe des großen Sees ist die Fahrt zu Ende. Ich kaufe mir eine Wanderkarte. *Man, was habe ich die vermisst! Mit ihr werde ich die letzte Etappe zu Fuß schaffen.*

Ich überquere eine Brücke und nehme den nächsten Weg rechts. Dieser führt steil einen Berg hinauf. Oben auf der Kuppe raste ich. In der Ferne nehme ich wieder Geräusche von Hubschraubern wahr. *Jetzt hör doch mal auf, rumzuspinnen!*

Der Waldweg trifft auf einen Feldweg, der talwärts in den nächsten Ort führt. Dort finde ich einen kleinen Supermarkt. Ich frage den Verkäufer nach der Uhrzeit.

»Oje, es ist schon 10:00 Uhr?«

Das schaffe ich nie im Leben, am Vormittag anzukommen, wenn ich weiter zu Fuß laufe. Somit bitte ich den Verkäufer, ob ich ein Taxi anrufen darf. Dieses ist kurze Zeit später da und bringt mich direkt auf das Klinikgelände.

Ich klingle an Haus Zwei, Psychiatrie. Ein Pfleger macht mir die Tür auf. *Das ist wieder so eine, die ich nicht zu öffnen vermag. Der Unterschied diesmal ist, dass ich mir freiwillig aussuche, sie zu benutzen.*

Ein anderer Mitarbeiter kommt auf mich zu und stellt sich vor. Sein Name ist Herr Stahlhaar. Er ist leitender Psychologe.

»Sie werden schon seit Tagen erwartet.«

Hä?!

»Eigentlich doch erst seit gestern«, entgegne ich verwirrt.

Wir gehen den Flur entlang.

Vor dem Empfangsbereich bleibt er stehen und schaut mich an. »Frau Männlein, wir schätzen Sie als suizidal ein, daher kommen Sie in das Beobachtungszimmer.«

Ein schöner, heller Raum mit Aussicht in die Natur. Eine zusätzliche Fensterscheibe ist eingebaut, durch die das Personal vom Pflegezimmer direkt in mein Zimmer schauen kann. Wieder fühle ich diese beruhigende Sicherheit. Es ist ein starkes Gefühl und ich hoffe, dortbleiben zu können, damit das Team auf mich aufpasst. Ich bin nicht mehr allein.

Meine schlaflose Nacht hängt mir in den Gliedern, daher wende ich mich an Herrn Stahlhaar: »Ich bin total erledigt, weil ich die Nacht im Wald geschlafen habe. Ich möchte mir gerne meine Skihose ausziehen und mich hinlegen. Ist das möglich?«

»Sie haben die Nacht im Wald verbracht?«

Ich werde für ein klärendes Gespräch und die Aufnahme benötigt, daher bleibt mir wenig Zeit zum Ausruhen. Vieles wollen sie wissen.

Vor allem sind sie an Informationen zu meiner Vorgeschichte und an meinem aktuellen Zustand interessiert und warum ich die Nacht im Wald war.

»Weiß jemand Bescheid, dass Sie hier sind?«, fragt mich Herr Stahlhaar.

»Keine Ahnung, mich vermisst keiner, es interessiert keinen aus der Familie, wo ich bin oder nicht bin.«

»Möchten Sie Ihren Mann anrufen?«

»Nee, möchte ich nicht.«

»Er wird sich sicher Sorgen machen.«

»Nein, mein Mann macht sich keine Sorgen.«

»Dürfen wir Ihren Mann anrufen? Nicht, dass er die Polizei ruft und Sie gesucht werden.«

»Brauchen Sie nicht.«

Pause.

»Wir werden nur sagen, dass Sie hier sind, können wir uns darauf einigen?«

Ich schreibe die Telefonnummer auf einen Zettel. Damit ist dieser Teil meiner Arbeit erfüllt.

Dann komme ich auf mein Thema zu sprechen: »Keine Klinik will mich aufnehmen, weil ich zu wenig wiege. Ich gehe auf keinen Fall mehr in eine Essgestörtenklinik, daher gibt es keine Hoffnung für mich. Ich werde bald sterben.«

Ein Arzt wendet sich an seinen Kollegen: »Ich würde empfehlen, dass wir ihr ein Medikament gegen Wahnvorstellungen geben.«

Wie kann er in so kurzer Zeit eine so weitreichende Diagnose stellen? Er hat meine Aussage gar nicht überprüft. Ich habe keine Wahnvorstellungen. Das kann er vergessen. Ich werde das Medikament auf keinen Fall nehmen.

Mache ich auch nicht. Nicht am Anreisetag und nicht am Samstag und erst recht nicht am Sonntag. Dann folgt der Montag und eine Zimmervisite ist anberaumt.

Ich rutsche ganz nach hinten auf mein Bett und klappe die Unterschenkel so ein, dass sie parallel neben den Oberschenkeln zum Liegen kommen.

Oh, sind das viele Menschen. Das sind ja sechs an der Zahl. Drei Frauen und drei Mä …

»Frau Männlein, wie geht es Ihnen?«

»Äh, ich habe Angst.«

Der Arzt vom Aufnahmegespräch ergreift das Wort: »Es geschieht Ihnen nichts und dass Sie die Tabletten nicht genommen haben, hat keine Auswirkungen, oder?«

Ich grinse ihn ausdruckslos an.

»Wir würden Sie gerne noch ein paar Tage hierbehalten, wenigstens bis Freitag«, schlägt Herr Stahlhaar vor.

»Aber ich wollte mich eigentlich nur zwei Tage bei Ihnen ausruhen und dann wieder gehen«, sage ich besorgt. Andererseits merke ich, dass mir ein längerer Aufenthalt guttun würde.

»Wir können Ihnen anbieten, Sie in unserem Hause auf der offenen psychiatrischen Station im Anschluss aufzunehmen. Können Sie sich das vorstellen?«

»Oh, das würde ich mir an Ihrer Stelle gut überlegen. Ich bin eine schwierige Patientin. In einer anderen Klinik wurde gesagt, dass ich überfordere, Angst erzeuge und hilflos mache.«

Warum habe ich das denn jetzt eigentlich gesagt, ich blöde Kuh? Ich verderbe mir gerade eine Chance.

»Wir machen es so, dass wir diese Information von Ihnen nicht gehört haben.«

Die Klinik tut sich keinen Gefallen, mich aufzunehmen. Das endet wieder im Chaos.

»Vielen Dank für das Angebot. Ich werde es mir überlegen.«

Am folgenden Tag misst eine Pflegerin meinen Blutdruck. »Wie fühlen Sie sich?«

»Ach, irgendwie traurig und mutlos. Mir geht es gar nicht gut.«

»Sprechen Sie doch mal im Stationszimmer mit Herrn Bader, dem Stationsleiter.«

»Das bringt doch nichts. Dann heißt es: Sie sind selbst schuld an Ihrem Zustand, wenn Sie keine Tabletten nehmen.«

»Nein, Frau Männlein. So ist es sicher nicht. Versuchen Sie es, er wird ein offenes Ohr für Sie haben.«

Ich habe Angst vor Enttäuschung und mir fehlt Vertrauen. Ich brauche viel Mut, um den Schritt zu gehen, und werde nicht enttäuscht. Herr Bader unterhält sich mit mir und gibt Hilfestellungen, wie ich meine Gefühlslage verbessern kann.

Ich beginne zu lesen. Das letzte Mal habe ich das als Jugendliche getan. Ich wähle einen Roman für Frauen in einem rosa Einband. Es ist ein humorvolles Buch, das mich ablenkt. Bei dem einen bleibt es nicht. Ich habe ein Hobby für mich entdeckt.

33

Ein paar Tage nach Aufnahme, ziehen die Pflegekräfte die Jalousie des Beobachtungsfensters zu, weil ich mich benehme.

An einem Nachmittag bekomme ich eine Neue ins Zimmer. Am nächsten Morgen stehen zwei Pflegerinnen an meinem Bett, um nachzuschauen, ob ich noch lebe. Auf meinem Kopf türmen sich alle Bekleidungsstücke, die ich in meinem Schrank finden konnte. Somit besteht der Turm aus der Winterjacke, der Skihose, der Weste, den beiden Schals, einem Pulli, meiner Jeanshose und dem Kopfkissen. Ich fühle mich wie die Prinzessin auf der Erbse nur umgekehrt. Dieser Wäscheberg sollte in der Nacht zur Isolation dienen. Ohne Erfolg, weil es keinen Schallschutz auf dieser Welt gibt, der das Schnarchen dieser Patientin hätte abschirmen können. Mein Bett hat sogar vibriert! Zunächst hoffte ich, dass Ohrenstöpsel helfen würden. Die hatte ich in der zweiten Klinik schon verwendet und war bedingt erfolgreich gewesen. Diese Psychiatrie hat so komische Ohrenstöpsel, die ich nicht verstehe. Es gibt keine Gebrauchsanweisung und ich will nicht zur Pflegerin gehen, um zu fragen, wie ich die benutze.

Sie stecken in einem Kartönchen. Ich öffne es und ziehe einen harten Kern heraus, der mit rosa Watte ummantelt ist. *Gut, was mache ich jetzt damit? Ich knete mal das Klümpchen, bis es weich ist.*

Das gelingt mir noch. Dann forme ich mir eine kleine Wurst und stopfe sie in meinen Gehörgang. Das ist eine unangenehme Prozedur und die Wurst nimmt keineswegs die Geräusche weg.

Raus damit! Vielleicht kommt erst die Watte ins Ohr und dann die Wurst. Wenn ich mir die Watte mit der Wurst zu tief in den Gehörgang drücke, bekomme ich sie vielleicht nicht mehr raus. Dann halt erst die Wurst mit mehr Gefühl ins Ohr und die Watte darüber drücken. Das hält überhaupt nicht. Das hatte ich mir schon gedacht.

Gut, dann forme ich die Wurst halt zu einer Platte. Ich lege sie auf die Ohrmuschel und drücke mit dem Finger in die Mitte hinein, um das Wachs oder die Knete, keine Ahnung, was das sein soll, am Gehörgang zu fixieren. Dies ist mein neuer Plan und totaler Quatsch, weil es überhaupt nicht hält.

So, was habe ich noch nicht ausprobiert? Das Material zusammen mit der Watte verkneten, verwursten und in den Gehörgang stopfen. Das könnte funktionieren, weil die anschmiegsame Watte die Stellen verschließt, die von der Wurst nicht abgedeckt werden. Ab in den Gehörgang mit dem Würstchen.

Dieser ist durch die andauernde Manipulation so gereizt, dass das Hineinstopfen der Masse schmerzt. Ich versuche es trotzdem, bin vom Ergebnis enttäuscht, ziehe alles heraus, um es anschließend verärgert wegzuschmeißen. Was für eine blöde Erfindung!

Eine der Pflegerinnen, die am Morgen vor meinem Bett steht, lüftet meine Bettdecke von den Füßen her. Das hätte sie besser lassen sollen. Ich habe durch die Wäschestücke auf dem Kopf und das unruhige Hin- und Herdrehen in der Nacht ziemlich geschwitzt.

»Frau Männlein?«

Pause.

»Pff.«

Pause.

»Frau Männlein?«

Pause.

»Hm?«

»Stehen Sie bitte auf und gehen Sie duschen.«

»Ich bin total gerädert«, knurrt es aus dem Wäscheberg.

»Wir möchten nicht noch einmal reinkommen. Also hoch jetzt und kommen Sie dann zum Frühstücken.«

Die Pflegekräfte haben einen Blick auf mich und auf das, was ich esse und trinke. Beim Mittagessen müssen sie Feingefühl zeigen. Ich bekomme Angst, wenn sie mir zu viel auf den Teller geben. Ich schaue weg und lasse ihn stehen. Erst wenn sie etwas runternehmen und es sich in meinem Inneren besser anfühlt, bin ich bereit zum Essen. Ein Pfleger gibt mir Mampfubin, wenn es erforderlich ist. Die Pflegekräfte nehmen sich Zeit für mich und bieten mir das Gespräch an. Ich bin irritiert und verunsichert von der Empathie und Fürsorge, die mir entgegengebracht wird. Mir hilft diese Erfahrung. Ich kann mich loslassen und werde gehalten.

Das Klima ist angenehm und fair. Für Wirbel sorgt nur Achim mit seinem Verhalten. Er ist groß und schlank. Ich schätze ihn auf 36 Jahre. Er hat wie Christian aus der zweiten Klinik eine Psychose. Ursache ist das eigenmächtige Absetzen seiner Tabletten, weil er dachte, ohne sie klarzukommen. Jetzt hat er den Salat, der ihn mit einem Rückfall in die Psychiatrie brachte. Wie ich das verstehe, sind die Betroffenen in der akuten Phase in ihrer eigenen Welt. Von den realen Ereignissen um sie herum bekommen sie selten etwas mit. Ich denke, Achim trüge sonst häufiger seine Bekleidung am Leib. Die Pflegekräfte sind dann schnell zur Stelle und retten seine Ehre.

Ich sitze an einem Morgen nach dem Frühstück im Speiseraum. Dieser ist mit einer langen Fensterfront von einem der Flure abgetrennt. Gedankenversunken schaue ich hinaus und sehe Achim, wie er spärlich bekleidet eine gehbehinderte Patientin in ihrem Rollstuhl über den Flur schiebt. Selbstverständlich als wäre er der Betreuer der Dame. Er befördert sie an die Tür von einem Männerzimmer, öffnet diese und verschwindet mit ihr darin. Ein Pfleger löst schnell das Missverständnis auf.

Ich habe einen Termin bei meiner Psychologin.

»Ich soll Ihnen von Herrn Hoffmann schöne Grüße ausrichten. Denken Sie daran, dass der Aufenthalt hier zum Ziel hat, die Negativspirale zu durchbrechen. Er bittet Sie, über die Einnahme eines Medikaments nachzudenken.«

»Vielen Dank für die Nachricht. Ich denke ja nach.«

Ich freue mich, von ihm zu hören.

Die Psychologin bearbeitet mit mir einen mehrseitigen Persönlichkeitsfragebogen, den sie anschließend auswertet.

»Sie haben die Tendenz für ein ängstlich-vermeidendes Verhalten. Ich erkenne ebenfalls eine emotionale Instabilität.«

»Sind das Persönlichkeitsstörungen?«, möchte ich wissen.

»Viele bekommen Angst, wenn sie erfahren, dass sie eine Persönlichkeitsstörung haben. Sie können genetischer Ursache sein oder durch gewisse Umstände im Laufe des Lebens erworben werden. Das heißt nicht, dass sich eine Persönlichkeitsstörung nicht zurückbildet. Wichtig ist eine regelmäßige therapeutische Begleitung, viel Zeit und Geduld.«

Knapp eine Woche nach meiner Einweisung darf ich eine Stunde am Tag die Einrichtung in Begleitung eines Mitpatienten verlassen. Es ist eine merkwürdige Empfindung, nach einer Zeit des Weggesperrt-Seins in die weite Welt hinaus zu dürfen. In mir breitet sich ein Gefühl von Freiheit und zurückerhaltener Eigenständigkeit aus. Ich habe es nicht vermisst, die ersten Tage hätte ich eh nicht rausgewollt. Ich bin dankbar über das entgegengebrachte Vertrauen.

34

Der Umzug auf die offene Station steht an. Eine Pflegerin, die sich mit Namen Leister vorstellt, holt mich ab. Die Station 8, in die ich komme, ist in einem historischen Gebäude untergebracht. Die Decken sind hoch. Die Wandfarbe in hellem Apricot gefällt mir besonders. In Verbindung mit den Naturgemälden und Einrichtungsgegenständen breitet sich bei mir ein Wohlgefühl aus. *Da hat sich einer bei der Gestaltung Mühe gegeben,* denke ich.

Mein Zimmer teile ich mit einer Patientin, die ich bei meiner Ankunft kurz sehe. Sie wirkt verärgert und verschwindet. Ich lege mich auf mein Bett, dort fühle ich mich sicher. Ich habe Angst vor den Mitpatienten und Mitpatientinnen.

Es klopft, Frau Leister öffnet die Tür. »Frau Männlein, ich möchte Sie abholen. Wir trinken im Speiseraum gemeinsam Kaffee.«

Schock!!

»Da möchte ich bitte nicht mitmachen. Darf ich hierbleiben?«

»Alle Patienten und Patientinnen der Station nehmen daran teil, daher auch Sie. Auf geht's!«

Mir wird ganz heiß und ist nicht wohl bei der Sache. Vor allem, als ich in den Raum komme und 21 Gesichter auf mich gerichtet sind.

»Hallo«, sage ich so locker wie möglich und setze mich auf einen leeren Stuhl an der Ecke der langen Tafel.

Kurz darauf versaue ich mir den Einstand so schlimm, dass meine neue Zimmergenossin wutentbrannt die Kaffeetafel verlässt. Eigentlich habe ich gar nichts gemacht. Ich sitze nur so rum auf meinem Platz und bin froh, dass die Aufmerksamkeit mir gegenüber abnimmt.

Es ist eine höfliche Geste von einem Mitpatienten, mir Kaffee anzubieten. Diese bringt das Geschehen ins Rollen. Er hebt die Kanne in die Höhe und nickt mir freundlich zu.

Ich flüstere: »Ich trinke keinen Kaffee, nur Cappuccino und Tee.« Während ich das sage, schaue ich mich um, eine Teekanne entdecke ich nicht. Ich befinde mich zu 100 Prozent im Hier und Jetzt.

Ohne lange auf die anderen zu achten, springe ich mit den Worten »Ich will mir nur kurz einen Tee kochen« auf und verschwinde in der angrenzenden Küche.

Ich sehe im Augenwinkel, wie mich die beiden Pflegerinnen verdattert anschauen. Ich rede mir ein, dass die immer so gucken.

Während ich in der Küche hantiere, wundere ich mich, warum es im Speiseraum so still ist. Ich habe das Gefühl, dass die Gruppe auf etwas wartet. *Es wird doch wohl nicht so sein, dass die auf mich warten? Die können mit dem Kaffeetrinken ruhig schon anfangen!*

Es dauert, bis das Wasser kocht, weil ich es in einem Boiler erhitze. Ich kenne mich mit so einem Ding nicht aus und fülle zu viel davon rein. Den Wasserkocher auf der anderen Seite der Küche habe ich nicht bemerkt. Mit einer vollen Kanne Schwarztee setze ich mich zur Gruppe.

»So, kann ich jetzt endlich anfangen?«, erkundigt sich meine Zimmergenossin genervt.

Mit was will sie denn anfangen?, frage ich mich. Sie ist Schriftführerin und notiert die Namen derjenigen, die in der kommenden Woche Aufgaben übernehmen. Zur Auswahl steht: Küchendienst, Pflanzenpflege, Spinnen füttern (Späßchen gemacht!), Fische versorgen, Zeitungs- und Brötchendienst sowie Kuchenbacken. Es dauert, bis sich Freiwillige gefunden haben. Meine Zimmergenossin fährt im Laufe der Zeit weiter hoch und verlässt nach ihrem Dienst schnaubend die Tafel, ohne Kuchen zu essen.

»Liegt das an mir? Was habe ich denn gemacht? Ich kann doch nicht wissen, dass es mit dem Kaffeetrinken erst nach dem offiziellen Teil losgeht«, sage ich an meinen Nachbarn gewandt.

»Mach dir nichts draus, sie hat sich nicht immer im Griff. Sie kommt schon wieder runter.«

»Das ist so typisch für mich. Ich muss überall auffallen und gleich Hass gegen mich erzeugen. Das war ständig so.«

Das ist ein super Einstieg.

Nach dem Kaffeetrinken lege ich mich ins Bett, ziehe die Decke über meinen Kopf, stelle das Radio an und weine. *Jetzt muss ich mir mit einem Alphaweibchen das Zimmer teilen. Das fängt ja gut an. Mir wird alles zu viel.*

Die Lage entspannt sich am gleichen Tag. Ich vermute, dass Jochen, der Patient, neben dem ich saß, mit ihr geredet hat. Sie stellt sich mir vor. Ihr Name ist Tanja. Mit den Tagen verstehen wir uns besser.

Was in keiner Weise einfacher wird, sind meine Gedanken zum Thema Sterben und Essen. Nach wie vor weiß ich nicht, ob ich ins Leben zurückwill. Ich habe vergessen, wie es sich anfühlt, sich auf das Leben zu freuen. Ich habe Angst vor Wohlgefühl. Ich kenne mich in der Empfindung nicht aus. Wenn es mir in der Vergangenheit besser ging, passierte meist etwas Schlimmes. Ich fing an zu verstehen und habe gelernt: Es darf mir nicht gut gehen, weil ich sonst zu tief falle. Wenn ich mich bildhaft formuliert im Keller aufhalte, kann mich das Schlimme nicht weiter in die Tiefe reißen. Meine Erkenntnisse teile ich dem Team der Zimmervisite mit. Es ist das erste Bild, das ich von mir abgebe. Ich möchte, dass sie über mich Bescheid wissen. Ich habe nichts zu verlieren, nicht einmal mein Leben.

Heute ist Einzeltherapie bei der leitenden Psychologin Frau Dr. Merlin. Sie ist jünger als ich, erfahren und engagiert. Ihre Augen zeigen Präzision. Ich orientiere mich an ihr.

Sie weiß mit mir umzugehen. Ich bin ein spezieller Fall. Die Mischung aus Druck und Entlastung ist für mich der Schlüssel. Wenn sie mir etwas abverlangt, dann brauche ich nicht diskutieren. Naja, also anfangs selbstverständlich schon. Da diskutiere ich prima mit ihr wegen der Medikamente. Da gehen unsere Ziele weit auseinander. Sie sieht es als absolut erforderlich an, aber ich nicht. Schließlich bin ich vorgeprägt. Ich hatte einen Kollaps durch ein Schmerzmedikament mit 23 Jahren. Dann waren meine Beine über Stunden taub, nachdem ich von einem Orthopäden eine Injektion in den Wirbelkanal bekam. Während er den Wirkstoff injizierte, fühlte es sich an, als ob ich kochendes Wasser über die Beine gekippt bekomme. Ein Medikament gegen Übelkeit, das mir eine Pflegerin im November 2017 im Krankenhaus intravenös verabreichte, löste Herzrasen aus, ich bekam schwere Erschöpfungszustände durch ein weiteres Medikament und dann die Sache mit dem Niltrizin. Ich weiß, da gibt es meinerseits das Versprechen an Herrn Hoffmann, dass ich mich mit der Thematik auseinandersetze, aber mein Innen-Ich will das nicht.

»Sind Sie denn bereit, mit einem Placebo zu beginnen?«, fragt Frau Dr. Merlin.

»Aber …« Ich stocke. »Ich weiß ja nicht, ob ich dann wirklich ein Placebo bekomme. Vielleicht schieben Sie mir ein echtes Medikament unter.«

»Ich merke, dass es Ihnen schwerfällt, zu vertrauen. Ich kann Ihnen gerne den Beipackzettel aushändigen lassen. Sie können sich dort die Inhaltsstoffe anschauen. Es gibt sie in verschieden Farben.«

»Auch in Weiß?«

»Ja, auch in Weiß. Denken Sie noch mal darüber nach.«

Mit den anderen Patienten und Patientinnen bin ich in gutem Kontakt. Ich werde geschätzt, so wie ich es in der zweiten Klinik erlebt habe. Mich nervt nur, dass eine Patientin massiv Druck auf mich ausübt, es mit einem Medikament zu versuchen. Gleichzeitig verschlechtert sich mein Zustand und ich nehme weiter ab. Das Geschehen setzt mir körperlich und vor allem seelisch zu. Ein paar Tage später bitte ich um ein Gespräch mit dem Stationsarzt Herrn Eifler. Mit bedrückter Stimmung nehme ich die Verordnung von Cadilobrim 5 mg an, hole mir die Tabletten jedoch nicht ab. Bis zur Zimmervisite.

»Ich habe gehört, dass Sie doch ein Medikament nehmen, das freut mich«, sagt Frau Dr. Merlin im Reinkommen.

»Ich habe es mir noch einmal überlegt, es nicht zu nehmen. Ich habe zu viel Angst. Außerdem entstanden bei dem Gedanken an die Medikamenteneinnahme Gewaltfantasien gegen mich. Ich stellte mir vor, mir ein Messer in den Magen zu rammen. Können wir bitte doch mit einem Placebo beginnen?«

»Nein, auf keinen Fall, wir machen jetzt keine Rückschritte mehr. Es ist erforderlich, dass Sie medikamentös eingestellt werden. Wir können Sie auch zwingen, wenn es sein muss. Ich lasse nicht mehr mit mir verhandeln. Herr Hoffmann lässt Sie übrigens schön grüßen. Sie haben Kompetenzen und sollen diese nutzen, sagt er.«

»Aber ich habe keine Lust mehr zu leben.«

»Frau Männlein, genau deshalb sollen Sie sich mit einem gut verträglichen Medikament unterstützen lassen.«

Ich schaue nach unten und spiele mit meinen Ärmeln.

»Wir können Sie nicht ewig hier behalten, das Gesundheitssystem macht da irgendwann nicht mehr mit, dann müssen wir Sie entlassen.«

»Damit rechne ich. Sie sind dann die vierte Klinik, die mich nicht mehr haben will.«

Der Oberarzt Herr Dr. Jahn und Frau Dr. Merlin besprechen sich. Ich sitze ruhig auf meinem Bett, weil ich innerlich abgeschlossen habe.

Mich zur Medikamenteneinnahme zu zwingen, hat sie sicher nur so gesagt. Das darf sie bestimmt nicht machen, denke ich so bei mir.

Herr Eifler schaut mich lächelnd an: »Wir beginnen mit 5 mg, das werden Sie gar nicht merken. Versuchen Sie es doch einfach.«

Ich schaue ihn verzweifelt an. »Aber ich brauche jemanden, der mir hilft. Ich kann das nicht alleine.«

»Nein, Frau Männlein, das müssen Sie alleine schaffen«, sagt Frau Dr. Merlin klar und deutlich.

Den Satz habe ich irgendwo schon einmal gehört. Eine andere Psychologin spricht leise mit Frau Dr. Merlin.

»Hilfe gewähren wir in der Form, dass Ihnen das Personal die Tablette rausgibt. Nehmen müssen Sie diese alleine, es gibt mit den Pflegekräften keine Diskussionen.« Das sechsköpfige Team verlässt mein Zimmer. Puh!

35

Es gibt Theater mit den Tabletten. Ein riesengroßes Theater, in dem ich mal wieder die Hauptrolle spiele. Frau Leister schreit mich so stark an, dass Frau Wolf im Vergleich flüsterte. Eigentlich habe ich gar nichts gemacht. Nur dieses Giftzeug will einfach nicht in meinen Körper.

Nach der Visite gehe ich mutig ins Stationszimmer – mit einem Viertelglas Orangensaft. Wenn ich die Tablette im O-Saft auflöse und mit einem Teelöffel langsam runterlöffle, dann merkt mein Körper vielleicht nicht, dass er sie einnimmt. Das Gute an der Methode ist, dass ich nicht das Gefühl habe, dass das Medikament meinen Magen verätzt.

Mit der ersten Pflegerin klappt meine Strategie. Ich darf sie in das Glas mit dem Orangensaft packen und anschließend in meinem Bett weglöffeln. Das Getränk schmeckt ekelhaft bitter, aber immerhin ist die erste Tablette unten.

Am nächsten Mittag ist Frau Leister im Dienst. Ich stehe mit meinem Glas O-Saft vor dem Stationszimmer und warte, hereingebeten zu werden. Wir sollen eigentlich die Tabletten morgens holen. Ich brauche länger, bis ich mich überredet bekomme, sie abzuholen. Die Pflegerin gibt mir einen kleinen Medikamentenbecher, in dem dieses fiese Zeug auf mich wartet. Flupp, schon ist die Tablette im Glas untergetaucht und verschwunden.

»Was machen Sie da?«, fragt die Pflegerin.

»Meine Tablette auflösen.«

»Ich möchte, dass Sie die Tablette jetzt hier einnehmen.«

»Es dauert bestimmt eine halbe Stunde, bis sie sich aufgelöst hat. Ich würde sie gerne im Zimmer runterlöffeln.«

»So was machen wir hier nicht. Sie nehmen die Tablette ein, wie jeder und jede hier.«

»Dann nehme ich die Tablette gar nicht ein«, sage ich, stelle mein

Glas schroff auf die Ablage, renne raus und verschwinde im Speiseraum.

Ich setze mich zu den anderen an den Tisch. Kurze Zeit später kommt ein Pfleger rein. Er hat die Sache im Stationszimmer mitbekommen. Der Pfleger heißt Herr Trachte. Ein großer schlanker Mann, der viele Späßchen auf den Lippen hat, die manche nicht verstehen. Ich mag seine Art, weil er mich zum Lachen bringt.

Er kommt mit einem Zettel in den Speiseraum und geht zum Frühstücksregal. Ich glaube, es ist ein Alibizettel, denn dort stehen nur ein paar Zahlen drauf, die eilig untereinandergeschrieben worden sind. Das sehe ich von Weitem. Hätte er dahinter wenigstens noch ein paar Worte vermerkt, hätte ich es ihm abgekauft. Aber so nicht.

»Herr Trachte, ich will die Tablette ja nehmen, aber ich habe Angst davor. Können Sie das mit mir machen?«

Ich zeige mich kooperativ, weil ich mich vor Konsequenzen fürchte. Herr Trachte ist einverstanden und geht mit mir zurück zum Stationszimmer. Ich warte mit einer Flasche Wasser im Flur, damit ich Frau Leister nicht begegne. Sie war schließlich stinksauer auf mich.

Die Tablette kommt in Begleitung von Herrn Trachte. Ich strecke meine Hand aus, die sich unter dem Ärmel meiner ewig langen Jacke versteckt. *Ich fasse die Pille doch nicht an, ich bin doch nicht verrückt, sie verätzt mir sicher meine Haut.* Er legt sie auf den Stoff. Ich stoppe meine Gedankengänge, weil ein Zusammenreißen weniger Probleme nach sich zieht. Dann hau ich mir den Ärmel mit voller Wucht ins Gesicht. Die Tablette fliegt wie ein Katapult in meine Mundhöhle Richtung Rachen. Noch ehe sie am Gaumen ankommt, setze ich die Flasche an und schlucke und schlucke und schlucke. *Jetzt verätzt mein Magen! Mir wird ganz komisch.* Viel Zeit bleibt mir nicht zum Nachdenken, denn Frau Leister steht vor mir und dann geht es mit Getöse los.

»Sie bleiben hier stehen und hören sich an, was ich Ihnen zu sagen habe.«

Kurze Atempause ihrerseits – dann brüllt sie's raus.

»Ich lasse so nicht mit mir umgehen. Wer glauben Sie denn, wer Sie sind? Sie haben mich wie eine erwachsene Frau zu behandeln. Ich das klar?«

Während sie mich anschreit, höre ich ihr genau zu. Ich bemerke, wie mein Körper durch die Schallwellen bebt. Ich blicke mich um und denke: *Eigentlich bin ich doch diejenige, die das Kind verkörpert. Da haben sich nicht etwa die Rollen vertauscht? Ich will nicht die Erwachsene sein. Peinlich, da stehen Mitpatientinnen im Flur und die Neue. Der habe ich erst heute gesagt, dass die Pflegekräfte so nett sind. Ich habe den Namen von der Pflegerin vergessen, die mich gerade anschreit, wie heißt sie noch mal?*

Ich blicke auf ihr Namensschild.

Sie bemerkt das: »Ich heiße Frau Leister.«

Sie untermauert ihre Worte, indem sie mehrfach mit dem Zeigefinger auf ihr Namensschild klopft.

Von drinnen höre ich Herrn Trachte. »Brigitte, es ist jetzt gut.«

»Es ist noch lange nicht gut. So lasse ich nicht mit mir reden.«

»Hör auf jetzt.«

Erlöse mich doch bitte jemand.

Herr Trachte kommt raus, zieht mich zart am Arm aus der Gefahrenzone und läuft mit mir den Flur entlang.

»Warum machen Sie es sich so schwer, Frau Männlein?«

Ich mache doch gar nichts. Was meint er?

Hinter uns höre ich jemanden schnellen Schrittes näherkommen und an uns vorbeirauschen. Es ist Frau Leister.

»Entschuldigung«, rufe ich, bevor sie aus meinem Blickwinkel verschwindet.

»Bei ihr brauchen Sie sich nicht entschuldigen. Sie bekommt dasselbe Geld wie ich.«

Deshalb kann ich Herrn Trachte so gut leiden. Er wird über die Zeit, die ich auf der Station verbringe, zu meiner wichtigsten Vertrauenspersonen. Ich bin froh, dass es ihn gibt.

Die Wirkung der Ereignisse vom Mittag zeigt sich am Nachmittag in der Ergotherapie. Ich ziehe mich zurück ins Klo, also aufs Klo. Dort ist ein breites Fensterbrett aus Fliesen. Ich setze mich darauf und lasse das Erlebte wirken.

»Frau Männlein, sind Sie hier?« Die Leiterin Frau Sonnenschein sucht mich.

»Mir geht es nicht gut.«

»Ich schlage vor, dass Sie erst einmal hier rauskommen und wir uns in meinem Büro unterhalten.«

Dort brauche ich Zeit, bis ich meine Fassung wiedererlange und ihr von dem Vorfall erzähle. Dass mich die Pflegerin so angeschrien hat, dass selbst ihr Kollege bat, aufzuhören. Ich teile ihr mit, dass ich oft bei anderen Personen Wut und Hass gegen mich auslöse. Was bin ich nur für ein schrecklicher Mensch, dass ich andere so gegen mich aufbringe und sie die Kontrolle verlieren?

Tage später kommt sie auf mich zu und lässt durchblicken, dass diese Situation einem therapeutischen Sinn geschuldet war.

Ich genieße die Betätigung in der Ergotherapie. Frau Sonnenschein legt ihr Herz in die Arbeit mit uns. Sie hat eine Mission: Sie möchte uns alle stärker und selbstbewusster machen und mit mehr Selbstvertrauen aus der Klinik gehen sehen. Dafür setzt sie sich mit ihrer Kollegin ein.

Zu Beginn erhalte ich einen Fragebogen, auf dem ich mein Ziel aufschreibe. Es lautet: Schöne Dinge herstellen, an denen ich mich erfreuen kann.

Ich möchte einen Teil meiner Traurigkeit in der Klinik zurücklassen. Wenn ich diese Werkstücke zu Hause gebrauche, erinnere ich mich an die positiven Gefühle, die ich empfand, als ich sie herstellte. Ich arbeite überwiegend mit Pastelltönen. Ich stelle einen Seidenschal her, ein Tablett aus Peddigrohr, Blumenbilder, die ich mit einer Nadel filze, und Schutzengel aus Filzwolle gestalte ich. Dann entdecke ich das Töpfern für mich wieder. Ich stelle unter anderem einen Teller her. Ganz klein, ungefähr so groß wie meine Hand.

Frau Sonnenschein wendet sich mir zu. »Das ist aber ein kleiner Teller, möchten Sie ihn nicht ein bisschen größer machen? Da passt ja kaum etwas drauf.«

Eigentlich hat sie recht. Ich nehme mir etwas mehr Material vom Tonblock und füge es an.

Jetzt wird mir unwohl. Ich bekomme Angst, Angst vor dem großen Teller. Ich kann keine großen Teller mehr ertragen.

Enttäuscht verkleinere ich ihn auf die Größe meiner Handfläche. Klebe Tonblüten auf den Rand und stelle ihn zum Trocknen auf ein Regal.

Ich begegne Achim aus der Geschlossenen im Ergotherapiegebäude wieder. Er hat das Schlimmste überstanden und kann selbstständig die Therapieeinrichtungen in anderen Häusern aufsuchen. Ich freue mich, ihn in diesem Zustand wiederzusehen. Er erkennt mich nicht und erzählt mir, dass er sich an all die anderen ebenso wenig erinnert, die ihn in der akuten Zeit begleitet haben. Ich bin froh, dass es ihm besser geht. Mich hat sein Zustand mitgenommen, weil er häufig weinte, in Momenten, in denen er bewusstseinsklarer war.

36

Mit den Tabletten schließe ich keine Freundschaft. Um sie nicht im Ganzen runterzuschlucken, zerbeiße ich sie. Das mache ich nur einmal, weil sich das Material in den Furchen eines Backenzahns so festsetzt, dass ich lange was von dem bitteren Geschmack habe. Also trickse ich mich aus und kaufe bunte süße Ketten und zerbreche mir die weißen in Stücke, die etwa die Größe der Tablette haben.

Von einer Pflegekraft lasse ich mir einen leeren Medikamentenbecher geben und fülle fünf bis sechs der Zuckerstücke hinein. Den Becher umschließe ich mit der Hand, dass von außen nicht zu erkennen ist, was drinnen liegt. Damit gehe ich ins Stationszimmer und fülle das Giftzeug aus deren Becher in meinen. Nur in dem Moment, wo ich den Becherinhalt in meinen Mund schütte und die vielen Pillen mit einem schleifenden Geräusch rausrutschen, schauen mich die Pflegekräfte irritiert an. Aber sie hinterfragen nicht.

An einem Tag legt Herr Trachte mir die Tablette auf die Arbeitsplatte. *Toll, wie soll ich sie ohne Berührung in meinen Becher bringen?* Mit dem Deckel meiner Wasserflasche schiebe ich sie langsam über die Arbeitsplatte und lasse sie an der Kante in mein Gefäß fallen. Herr Trachte und Frau Leister beobachten mich.

»Warum fassen Sie die Tablette nicht an?«, fragt Herr Trachte.

»Weil sie meine Finger verätzt.«

»Sie sind seit zehn Jahren die erste Patientin, die ihre Tablette nicht anfasst.«

»Ehrlich? Wie schaffen das die anderen?«

Ein langer Prozess beginnt, bis ich mithilfe von Herrn Trachte meine Angst ablege und die Tablette berühren kann.

Seit vier Wochen bin ich im offenen Bereich der Klinik. Es steht ein Einzelgespräch bei Frau Dr. Merlin an.

»Ich habe damit gerechnet, dass Sie mich die Woche entlassen. Zu

Hause hätte ich so lange weiter gemacht, wie ich gekommen wäre, und dann aufgegeben.«

»Sie hätten es nur in der Visite sagen müssen, dann hätten wir Sie entlassen.«

Ich bleibe mit gesenktem Kopf sitzen.

»Ich zeichne Ihnen mal einen möglichen Weg auf. Wenn Sie suizidal werden, verlegen wir Sie in die Psychiatrie. Oder wir werden Sie, wenn Sie weiter abnehmen, in eine Spezialklinik einweisen, wo Sie zwangsernährt werden. Dann kommen Sie zur Stabilisierung in die geschlossene Psychiatrie und werden im Anschluss entlassen. Warum wollen Sie denn, dass wir Sie entlassen?«

»Mein Mann rief in der Klinik an. Er sagte mir, dass er für die beiden Betriebe keine Helfer bekommt und außerdem möchte er nächste Woche mit seinem Kollegen auf Montage fahren. Er hat mich gefragt, ob ich zurückkommen kann.«

»Warum haben Sie das nicht erwähnt? Es ist doch nachvollziehbar, dass solche Informationen Einfluss auf Ihre Gedanken und Gefühle haben.«

Sie nimmt ein Blatt und macht vier Spalten, jeweils eine für die Oberbegriffe: Ereignis, Gedanken, Gefühle, Verhalten.

»Alles hängt miteinander zusammen«, erklärt sie mir. »Zum Beispiel erzeugen ungünstige Gedanken Gefühle wie Wut, Traurigkeit, Angst ... Durch die Formulierung von hilfreichen Gedanken können sich die schweren Gefühle abmildern oder auflösen.«

Sie erklärt mir das Schema anhand von drei Situationen, die ich erlebt habe.

»Schreiben Sie bis zur nächsten Woche auf, was Ihnen widerfahren ist, was Sie dabei gedacht und gefühlt haben und wie Sie sich verhalten haben. Es scheint mir so, dass Sie aus Ihren Gefühlen heraus handeln. Wichtig ist, zuvor nachzudenken und dabei zu versuchen, die Gedanken in eine hilfreiche Richtung zu lenken.«

Die Tabelle, die sie mir mitgibt, verleiht mir Auftrieb. Ich habe eine

Aufgabe. Ich erhalte Werkzeug! Bis zum nächsten Termin schreibe ich acht Ereignisse auf. Frau Dr. Merlin geht mit mir die Tabelle intensiv durch. Ich lerne, meine Gefühle zu benennen und für meine Gedanken hilfreiche Formulierungen zu finden. Ich bin erstaunt, wie sich meine Gefühle wandeln, sobald ich die Gedanken verändere.

Anstatt dass ich denke: *Ich bekomme das mit dem Essen bestimmt nie mehr hin,* ist ein hilfreicher Gedanke: *Momentan ist es mit dem Essen schwierig. Ich weiß das und werde daran arbeiten.*

Durch die Formulierung verliert sich meine Hoffnungslosigkeit und mein Gefühl der Verzweiflung reduziert sich.

Trotz der vielen wertvollen Gespräche mit meiner Psychologin und den Pflegekräften nehme ich weiter ab. Einmal in der Woche werde ich gewogen und hier in dieser Klinik will ich es genau wissen. Keine Trickserei mit der Morgentoilette. Ich brauche keine Angst zu haben. Mir wird nichts passieren. Ich fühle mich sicher, beschützt und gehalten. Frau Dr. Merlin macht mir keinen Druck, obwohl ich in einen bedenklichen Gewichtsbereich rutsche. Ich schaue zu, wie es bergab geht.

»Ich bestehe nur noch aus Haut und Knochen«, sage ich in der Visite und blicke an mir runter.

Alle bleiben ruhig. Vielleicht ist es das Potenzial, was sie in mir sehen. Oder es sind ihre sensiblen Empfindungen, dass ich es nur schaffen kann, wenn ich vollständig befreit bin von Druck und Zwang. Die Klinik traut mir mehr zu als ich selbst. Häufig bitte ich um Mampfubin, aber ich soll essen. Ständig gehe ich ins Stationszimmer und suche Gespräche. Meine Verzweiflung ist groß. Mit viel Ruhe und Konsequenz kommt irgendwann der Moment, an dem ich spüre, den Boden zu erreichen. Das ist bei einem Gewicht von 43,6 Kilo, BMI 16,0.

Am 7. Februar 2020 lag mein Gewicht am Aufnahmetag in der Psychiatrie um 3,4 Kilo höher.

Nun bin ich auf einem guten Weg. Ich lerne von Herrn Trachte, dass ein Dessertschälchen mit Inhalt einer normalen verzehrbaren Portion entspricht.

»Das ist doch viel zu viel. So viel kann doch keiner essen. Wie soll ich das denn schaffen?«

Er grinst und bleibt der Gesellschaft wegen bei mir sitzen. Wir unterhalten uns, während ich hypermotorisch alle Körperteile bewege, die bewegbar sind. Mir gelingt es. Ich schaffe es, ein volles Dessertschälchen zu leeren, und dies verleiht mir Zuversicht.

Eine ähnliche Hilfestellung gibt mir Herr Trachte bei der Frühstücksportion. »Sie müssen sich schon vor dem Frühstücken vornehmen, ein ganzes Brötchen zu schaffen.«

Ich motiviere mich, meine Essensmenge zu steigern. Langsam kommen die therapeutischen Maßnahmen in meinem tiefsten Inneren an. Mein Gewicht steigt und ich kann es annehmen.

Ich lerne, was eine echte Dissoziation ist! In der Konsequenz erhöht eine Pflegerin in Absprache mit dem Stationsarzt meine Medikamentendosis um das Doppelte. Obwohl nicht ich, sondern meine neue Zimmernachbarin, Ulla, dissoziativ ist.

Wir liegen beide im Zimmer. Ich lese und sie schläft, denke ich zumindest, dann zuckt sie mehrfach stark, sodass ihr Bett geräuschvoll wackelt. Ich gehe zu ihr, doch ich bekomme sie nicht wach. Weil ich mir Sorgen mache, laufe ich ins Stationszimmer zu Herrn Trachte, eine Pflegerin ist mit anwesend.

»Frau Becker geht es nicht gut, sie zuckt stark, ist verkrampft und atmet schwer. Können Sie bitte mal nach ihr schauen?«

Herr Trachte beruhigt mich. »Wir kennen diesen Zustand von ihr, sie ist dissoziativ. Machen Sie sich keine Sorgen.«

Ich gehe zurück ins Zimmer. Sie zuckt weiterhin und atmet komisch. Ich kann mir das nicht lange anschauen und gehe ein weiteres Mal zum Pfleger. Diesmal kommt er mit.

»Lenken Sie sich ab. Wenn es Ihnen schwerfällt, im Zimmer zu bleiben, setzen Sie sich in den Aufenthaltsraum mit Ihrem Buch. Das geht vorbei.«

Ich mache mir große Sorgen. Als es vorüber ist, weiß Ulla von nichts. Sie spürt Schmerzen und Verspannungen im Körper. Als ich ihr sage, dass sie dissoziativ war, versteht sie, warum sie sich so fühlt. In diesen Zustand gerät sie immer wieder, sogar mehrmals täglich und in der Nacht. Das ist nicht ihr einziges Problem. Hinzu kommen massive körperliche Beschwerden mit der Blase, die starke Schmerzen verursachen.

Ich werde sensibler und höre schon an ihrer Atmung, wenn sie dissoziiert. Dann mache ich mich auf zu einer Pflegekraft. In einer Nacht höre ich wieder, wie sich ihre Atmung verändert, und gehe zur Nachtschwester. Ich hoffe, dass Ulla schneller zurückfindet, je eher ich Hilfe hole. Aber sie schafft es nicht aus ihrem Zustand. Im Gegenteil, sie schäumt aus dem Mund, bekommt kaum mehr Luft und krümmt sich. Dieses Mal ist es anders als zuvor. Ich frage sie, ob ich einen Arzt rufen soll, und sie nickt. Zumindest deute ich die Kopfbewegung als Nicken. Sie bekommt Schmerzmittel und erhält von zwei Pflegerinnen einen Katheter, um den Druck aus der Blase zu nehmen. Weil mich die eine Pflegerin zurechtweist, verstecke ich mich unter meiner Bettdecke. Ich kann nicht sehen, was sie mit Ulla machen, aber ich kann es hören und in meinem tiefsten Inneren fühlen. Die eine Pflegerin scheint an Ulla ihre ganze Wut rauszulassen. Mit Gewalt drückt sie ihre verkrampften Beine auseinander, sie flucht und schimpft, weil Ulla sich nicht entspannt. Der Katheter fällt auf den Boden, ein neuer wird geholt. Auch der fällt herunter, es gibt keinen Ersatz mehr. Es dauert, bis ein dritter Katheter eintrifft. Ich halte es kaum unter der Decke aus, fühle Fassungslosigkeit und Machtlosigkeit. Nach einer endlos langen Zeit gelingt die Entleerung der Blase und Ulla wird ruhiger. Die Pflegekräfte verlassen unser Zimmer. Ich stehe an ihrem Bett und rede beruhigend auf sie ein. Ob sie mich versteht, kann ich in dieser Nacht nicht erkennen. Ich gebe auf sie Acht. Ich kann nicht anders. Meine Bestimmung besteht darin, zu versuchen, anderen ihr Leid zu nehmen.

In mir sind vielleicht Anteile eines Helfersyndroms enthalten. Ein Merkmal ist definitiv nicht vertreten: Für Dankbarkeit und Anerkennung zu helfen. Ich leiste Hilfe, weil ich das Leid der anderen nicht aushalte. Ich gehe daran zugrunde, wie bei Ulla. Ich bekomme Panik, weil ich glaube, dass sie stirbt. In der Nacht kehrt bei mir keine Ruhe ein. Ich traue mich nicht einzuschlafen. Erst als es hell wird, schließe ich die Augen. Mir macht ihr Zustand Angst. *Jetzt ist sie ein Pflegefall,* denke ich. In der Visite fange ich heftig an zu weinen und bitte die Pflegerin, nach ihr zu sehen. Sie ist verärgert, weil ich mich schon wieder einmische.

Als ich in mein Zimmer komme, ist Ulla im Bad. Mir fällt ein Stein vom Herzen.

Als sie rauskommt, erhalte ich von ihr eine schockierende Nachricht. »Ich habe alles mitbekommen, was in der Nacht geschehen ist, und an meinem Schenkel ist ein blauer Fleck.«

»Du hast alles mitbekommen?«

Das ist zu viel für mich. Wenn sie alles miterlebt hat, all das, was ich von außen mitbekommen habe, dann hat sie diese Nacht Höllenqualen erlitten. Ich verlasse mein Zimmer und verliere die Kontrolle. Unter Tränen bitte ich einen Pfleger um ein Gespräch. Er sagt, ich habe alles richtig gemacht.

Es ist das erste Mal, dass ich über Stunden nicht mehr aus meinem inneren Drama rausfinde. Immer wieder breche ich zusammen. Ich stelle mir ihre Schmerzen und Qualen vor und dass sie sich nicht mitteilen konnte. Ich habe es miterleben müssen, was in der Nacht geschah, sie hat es am eigenen Körper gespürt. Darüber komme ich nicht hinweg.

Irgendwann nachmittags hole ich mir meine Tablette ab. Mittlerweile bin ich bei 10 mg angekommen. Die Pille ist weiß und rund wie eine Erbse. Von der Hand überführe ich sie in den Mund. Nach kurs zer Überlegung spucke ich sie zurück auf meine Hand. So der Ablauf.

»Aus der Erbse ist eine Bohne geworden, die habe ich nicht bestellt!«, protestiere ich.

Die beiden Pflegerinnen lachen. »Wir haben die Dosis erhöht, weil Sie sich in einer hohen Anspannung befinden.«

»Aber wenn ich Nebenwirkungen bekomme?«

»Wir können die Dosis jederzeit reduzieren. Der Arzt sagt, dass es erforderlich ist, auf 20 mg zu erhöhen.«

Mit gemischten Gefühlen schlucke ich die Bohne und warte auf die Nebenwirkungen.

37

Eine Visite im großen Besprechungsraum steht an. Ich bin die Vorletzte und nach Michael dran. Ich will hineingehen, aber ich bleibe im Türspalt stecken. Nur mein Kopf, die Schulter und der rechte Arm schaffen es in den Raum. Der Rest hat Angst. *Es sind viel zu viele Klinikmitarbeiter anwesend.* Sie sitzen wegen Corona in einer großen Runde und halten Abstand. Vorne sind die Stühle belegt. Hinten am Fenster sind zwei frei. *Wie soll ich da hinkommen?* Ich schaue mich um. *Es gibt nur einen Weg, mittendurch. Das schaffe ich nicht*!

»Frau Männlein, kommen Sie rein«, sagt Frau Dr. Merlin mit einem Lächeln. *Mist, jetzt haben mich alle gesehen und ich kann mich nicht zurückziehen.* Hoch angespannt nehme ich meinen Mut zusammen und rette mich auf meinen Stuhl.

Nach einem knapp elfwöchigen Klinikaufenthalt steht meine Entlassung an. Ich stelle während der letzten Visite Frau Dr. Merlin eine Frage, die mich beschäftigt: »Was stimmt mit mir nicht? Kann es sein, dass ich eine Borderline-Störung habe und mich mit der Essensverweigerung bestrafen will? Es muss doch eine Ursache für mein schädigendes Verhalten geben.«

»Es sind Tendenzen dahingehend erkennbar. Ihr emotional-instabiles Verhalten deutet darauf hin«, sagt Frau Dr. Merlin.

»Ich fühle mich nicht bereit, entlassen zu werden. Die Eisdecke, auf der ich stehe, ist zu dünn. Wenn ich mich bewege, werde ich ins Wasser einbrechen. Ich brauche noch mehr Zeit zum Lernen und zur Stabilisierung.«

Herr Eifler wendet sich an mich: »Bleiben Sie nicht auf der Eisfläche stehen. Sie müssen ans Ufer springen, dort haben Sie festen Stand.«

»Wir können Sie nicht länger hierbehalten. Sie müssen lernen, draußen zurechtzukommen«, ergänzt Frau Dr. Merlin.

»Was soll ich machen, wenn ich wieder mit dem Essen aufhöre?

Ich brauche jemanden, der mir sagt, dass ich weiteressen soll.«

»Sie müssen das selbst schaffen. Wir schlagen Ihnen vor, im Anschluss an diese Klinik in unsere tagesklinische Einrichtung zu gehen. Wir hatten über die Möglichkeit gesprochen. Ich habe in der Klinik angerufen und Sie angemeldet, damit es schneller geht. Ich weiß allerdings nicht, wie lange Sie warten müssen. Es ist für Sie eine Perspektive, zumal die Tagesklinik ein gutes Konzept zur Behandlung von Borderline hat. Sie erhalten dort ein intensives DBT-Training.«

»Vielen Dank Frau Dr. Merlin.«

Beim Abschied von wertvollen, engagierten Menschen, die mir Sicherheit und Orientierung gaben, fließen Tränen. Zu den meisten Pflegekräften baute ich ein Vertrauensverhältnis auf. Auch Frau Leister wuchs mir ans Herz. Das Theater mit der Tablette hatte ich schnell überwunden. Sie ist ein liebevoller Mensch, der uns alle auf den besten Weg bringen will.

Den Mitpatienten und Mitpatientinnen tschüss zu sagen, fällt mir nicht leicht. Ohne die Klinik an meiner Seite laufe ich erst einmal alleine. Ich habe Angst, abzurutschen. Dankbar bin ich über die fürsorgliche, kompetente Betreuung und das Werkzeug, das ich mitnehme und festhalte.

Dank der Klinik habe ich mich weiterentwickelt. Ich möchte diese mit einer kleinen Zeremonie würdigen. Ich beschrifte fünf Zettel mit den bearbeiteten Päckchen und Paketen und gehe damit in den Wald. An einem geeigneten Platz vergrabe ich sie. Ich lasse den Ballast symbolisch zurück.

Am Nachmittag ist das Entlassungsgespräch mit Frau Dr. Merlin.

»Ich habe keinen Vergleich zu den anderen Patienten und Patientinnen, aber ich empfinde mich als ungewöhnlich. Ist da etwas dran?«

Frau Dr. Merlin lehnt sich lächelnd zurück. »Sie sind eine Herausforderung für uns gewesen. Wir nahmen diese an. Wenn wir gefordert werden, wachsen wir an unseren Aufgaben.«

Ich bin dankbar für die offene Äußerung. Eine wertvolle Nachricht bekomme ich zusätzlich mit nach Hause. »Wenn Sie das Gefühl haben, Sie benötigen Hilfe, können Sie wiederkommen, Frau Männlein.«

»Ich hätte Sie niemals gefragt, weil ich vor der Antwort Angst hatte.«

Das Angebot meiner Psychologin rührt mich zu Tränen.

Bis zum Beginn der Tagesklinik bin ich in ambulanter Therapie bei Herrn Hoffmann. Die Gespräche festigen meinen Zustand. Dann ruft die Klinik an und teilt mir mit, dass in einer Woche die Aufnahme ansteht. Durch die Pandemie werden die Zeiten gesplittet. Es gibt eine Vormittags- und eine Nachmittagsgruppe. Gegessen wird zu Hause. Mir kommt dieses Konzept gelegen, denn wir sind nur zu sechst. Zuvor waren 19 Patienten und Patientinnen in der Einrichtung.

Das DBT-Training geht über zwölf Wochen. Das Klinikpersonal ist ausgesprochen kompetent, engagiert und freundlich. Die leitende Psychologin Frau Laser ist für mich zuständig. Wir arbeiten intensiv miteinander, sie regt mich zum Nachdenken an und erinnert mich regelmäßig an die Hier-und-Jetzt-Ich-Übung.

Durch die angstbehafteten Themen ist mir oft übel. In einer Sitzung nimmt sie sich dem Problem an.

»Wo spüren Sie die Übelkeit?«

»In der Magengegend.«

»Nimmt das Gefühl einen kleinen oder großen Teil ein?«

Ich überlege und spüre konzentriert in die Empfindung hinein.

»Es nimmt viel Platz ein.«

»Schauen Sie nach der Form. Ist das Gefühl rund, oval oder unregelmäßig geformt?«

Sie fragt mich nach dem Gewicht, der Farbe und Struktur. Dann soll ich erneut schauen, wie sich meine Übelkeit anfühlt.

»Ich fühle sie kaum mehr, das ist fast wie Zauberei.«

»Wenden Sie diese Technik an, wenn Gefühle festsitzen. Das Verfahren können Sie bei Angst, Traurigkeit, Wut und so weiter anwenden.«

Frau Laser schult uns gemeinsam mit der ärztlichen Leiterin Frau Dr. Sternberger im DBT-Training. Wir erhalten ein Coaching zum Thema: Umgang mit Gefühlen und Emotionen. Eine wertvolle und intensive Schulung für die Vorbereitung auf das Draußen.

Jeden Tag führe ich ein Spannungsprotokoll, in das ich pro Stunde ein Kreuzchen setze, um zu reflektieren, in welchem Spannungszustand ich mich zurzeit befinde. Normalerweise sollen wir die Tabelle so führen, dass wir bei einer extremen Anspannung das Kreuz bei 100 Prozent machen. Einen sehr entspannten Zustand geben wir mit 0 Prozent an. Natürlich sind viele Stufen dazwischen, die wir zu differenzieren lernen. Meine Tabelle führe ich in Absprache der Therapeuten anders. Bei mir bezeichnet 100 Prozent den höchsten Spannungszustand, aber 0 Prozent ist in meinem Fall der Tod. 50 Prozent zeigt eine ausgeglichene Spannung. Meistens setze ich mein Kreuzchen bei 40 Prozent. Je weiter ich das Kreuzchen Richtung Nullpunkt setzte, umso schlechter geht es mir. Tiefer als bis 10 Prozent rutsche ich nicht.

Täglich fülle ich ein Wochenprotokoll aus. Ich trage ein, was bei mir am Vortag gut und schlecht lief. Wie ich mich fühlte, wie stark meine Suizidgedanken waren, wie ich geschlafen habe, welche neuen Wege ich beschreiten will und welches Problemverhalten ich zeige.

Jedem Patienten und jeder Patientin wird eine Bezugspflegekraft zu Seite gestellt. Mich begleitet Frau Sehne. Sie hat lange Zeit als Krankenpflegerin gearbeitet und wechselte vor etwa einem Jahr in die Tagesklinik. Sie hat einen erfrischenden, mir zugewandten Charakter. Sie schaut sich meine Protokolle an, bespricht diese mit mir und ich bekomme Anregungen, was ich verbessern kann.

Einmal in der Woche ist Achtsamkeitsgruppe. Sie findet nach Möglichkeit draußen statt und wird von Frau Goldberg geleitet. Bei einer Übung sollen wir den Unterschied wahrnehmen, wie es sich anfühlt, mit einem weiten, offenen Blick um das Gebäude zu laufen und bei der nächsten Umrundung mit Händen als Scheuklappen. Wenn es nicht so bescheuert aussähe, würde ich mir am liebsten solche kaufen und damit rumlaufen. Ich bemerke bei der Übung, dass ich ruhiger bin und mich sicherer fühle.

Frau Goldberg ist gleichzeitig unsere Sozialarbeiterin. Sie informiert und unterstützt mich, einen Antrag auf Schwerbehinderung beim Versorgungsamt und einen weiteren auf Opferentschädigung zu stellen. Dass solche Anträge meine Belange betreffen, wusste ich nicht. Allerdings hat mir das Ausfüllen des letztgenannten zugesetzt. Rückfragen des Amtes haben mich belastet, weil ich Details beschreiben soll. Ich werde mit der Beantwortung warten, bis die Traumatherapie bei Herrn Hoffmann abgeschlossen ist.

Die Klinik bietet mir an, mich erneut im Folgejahr anzumelden, wenn es erforderlich ist. Sie gibt mir damit Sicherheit und Perspektive. Ich weiß nun, dass ich nicht alleine bin, wenn es brennt. Ich bekam Hilfe und werde in Zukunft welche erhalten. Lange dachte ich, dass es keine Klinik gibt, die mit mir zurechtkommt.

Nach der Tagesklinik steigt Herr Hoffmann mit mir wieder in das Thema Traumatherapie ein. Diesmal stellt er mir taktile Geräte mit Vibration zur Verfügung, die ich in die Hände nehme. Das ist angenehmer als die Kopfhörer. Ich sitze ihm gegenüber und schließe die Augen. Es stört mich nicht mehr. Zwei Ereignisse haben wir bereits abgeschlossen und ich habe diesmal kein Theater gemacht. Nur wird es beim nächsten Fall ungemütlich. Ich bin blockiert von meiner Angst und meiner Vermeidungsstrategie. Herr Hoffmann wird mir die Sicherheit geben und mich gut begleiten.

38

Es ist irgendein Montag im Dezember 2020, 14:34 Uhr. Ich liege seit 14 Stunden in meinem Bett. Ich drehe mich auf die Seite, weil ich gerne auf der Seite liege. Mein Körper ist schwer, viel zu schwer zum Aufstehen. Deshalb bleibe ich, ohne mich zu rühren, liegen. Bis meine Nase kitzelt. Ich unterbreche kurz meine Bewegungslosigkeit. Es gibt keinen Grund aufzustehen. Gar keinen, nichts treibt mich aus dem Bett, kein schlechtes Gewissen, kein Hungergefühl und keine Verpflichtung. Ich kann nicht aufstehen, noch nicht. Ich muss warten, dass die Schwere aus meinem Körper weicht.

Ich bin Jetzt – Hier. Ich sehe den sich bewegenden Schatten an der Wand. Es ist das Abbild unserer Konifere, die vor dem Schlafzimmerfenster steht. Der Wind weht die Äste hin und her, hin und her. Ich sehe mein weißes Radio mit CD-Spieler auf dem Hocker stehen. Drinnen liegt eine Körpermeditations-CD von meiner MBSR-Kursleiterin. Bei ihr wollte ich »Stressbewältigung durch Achtsamkeit« erlernen. Das war im Januar 2020. An drei von neun Kursabenden war ich anwesend, dann kam ich in die Psychiatrie. Ich sehe meine gelben Ohrstöpsel auf dem Hocker liegen. Es ist die Sorte, die ich in meinen Fingern quetsche, bis sie ganz dünn werden. Dann muss ich mich allerdings beeilen, um sie ins Ohr zu stopfen, weil sie sich in Windeseile aufplustern. Meistens klappt es, erwische ich den exakten Einfallswinkel nicht, drücke ich sie neben den äußeren Gehörgang. Dann muss ich von vorne beginnen. Ich sehe meine hübsche, cremefarbene Katze in mein Blickfeld laufen. Sie war hauchdünn, als sie plötzlich auf unserem Hof auftauchte. Wir bekamen sie zahm und sie erlaubte uns, ihr butterweiches Fell zu streicheln. Ich sehe viele kleine Regenbogen, die sich an der Wand abzeichnen. Sie entstehen, weil am Fenster Kristallkugeln hängen. Nur wenige Minuten am Tag erscheinen die Regenbogen, wenn der Winkel der Sonne passt. Fünf Dinge, ich habe fünf Dinge zusammen. Vor meinem inneren Auge erscheint im Anschluss kein Krokodil. Es ist ein Schmetterling mit perlmuttfarbenen Flügeln. Er fliegt mit leichten Bewegungen in meinen sicheren Ort, dorthin, wo mein kleines Mädchen auf mich wartet. Ich bin nicht mehr einsam. Ich werde nie mehr einsam sein. Ich habe mein kleines Mädchen, das ich in die Arme schließe, beschütze und lieb halte.

30.08.2018

Liebe Frau Pauli,

vielleicht können Sie sich noch an unsere letzte Therapiesitzung erinnern. Wir saßen im Gemeinschaftsraum. Ich war irgendwie leicht verpeilt. Wir haben unter anderem über meinen größten Wunsch gesprochen. Ich wollte so gerne wieder einen roten Kater. Es ist zwar kein Kater geworden, aber eine wunderschöne rote Katze. Sie hat der Himmel geschickt! Abgehauen aus einem 4 km entfernten Tierheim hat sie sich, weil sie so extrem dünn ist, durch die Gitterstäbe gequetscht und hat sich unseren Hof als ihr neues zuhause ausgesucht. Sie haben mich damals so voller Zuversicht und Freude für meine Pläne angestrahlt. Ich sehe dies immer noch vor mir. Ich hatte mir überlegt, Ihnen ein Foto zuzuschicken, wenn sich mein Wunsch mal erfüllt. Sie ist so wunderschön nicht wahr?

Ich hätte es so dringend gebraucht, die Dinge, die in Ihrer Klinik geschehen sind noch einmal zu reflektieren. Es war jedoch von Seiten der Klinik nicht möglich. Ich habe immer noch nahezu tagtäglich die vielen Situationen vor Augen und bekomme es nicht verarbeitet.

Meine Hausärztin bat mich, nach einem Therapeuten zu suchen, der mich wöchentlich sieht. Das ist mir bis heute nicht gelungen. Ich will mir helfen lassen, aber dabei wird es immer schwieriger und es geht mir immer schlechter.

Das mit dem Essen klappt seit kurzem schon wieder nicht. Diesmal war der Auslöser keine tiefgreifende Lebenserkenntnis, sondern eine kurze, aber für mich schlimme Situation mit meinem Sohn. 2009 habe ich das erste Mal aufgehört zu Essen, dann Ende 2017 und jetzt im August 2018. Die Abstände dazwischen werden immer kleiner und die Anlässe nichtiger.

Kennen Sie bei Youtube Animal AID? Es fühlt sich so an, als ob ich da jeweils zum Sterben rumliege. Den Teil wo die Rettung folgt, den erlebe ich nicht...
Die Einleitung der kurzen Dokus läuft immer gleich ab. Es gibt vom Retter Kekse, beruhigende Töne und Streicheleinheiten. Manchen geht es so schlecht, das sie nur mit eine Portion mehr an Liebe und Zuneigung wieder auf die Beine kommen. Meinen vielleicht letzten Wunsch an Ihre Klinik habe ich auf einem Schmierblatt formuliert. Aber jetzt traue ich mich nicht mehr, ihn auf diesem Brief niederzuschreiben.
Bitte geben Sie meinen Brief nicht an das Team weiter. Ich wollte nur Ihnen schreiben. Auch möchte ich keine Rückantwort. Mir ist nach den Geschehnissen im Heimatkrankenhaus Ende 2017, in der ersten Klinik und in Ihrer Klinik eines klar geworden. Die Mitarbeiter können nicht alle Menschen retten. Zum einen die nicht, die nicht mehr wollen, zum zum anderen die nicht, die ihren eigenen Schlüssel nicht finden, obwohl sie bei der Suche danach um Hilfe bitten.

- Ich entgleite mir -

Alles Gute wünsche ich Ihnen von Herzen

Ihre ehemalige Patientin

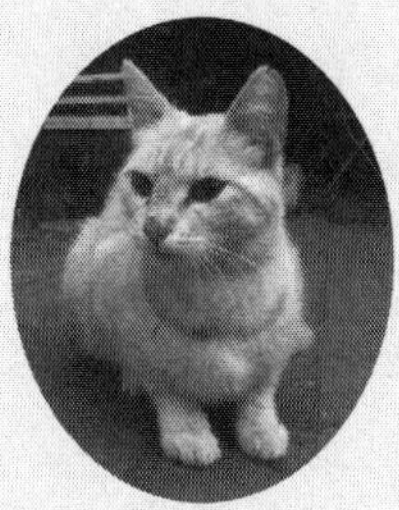

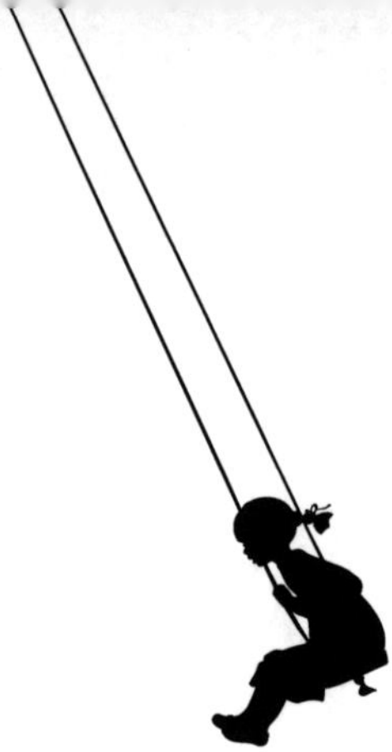